寝つけない人でもぐっすり眠れる!

寝る前1分の入眠ストレッチ

松尾《まつお》伊津香《いつか》

PHP

はじめに

みなさんは「睡眠」に関して、しっかり考えたことはありますか？

若いときの夜遊びや仕事での徹夜などを除けば、寝るということを行なわなかった日はないでしょう。それどころか、睡眠は人生の１／３の時間とも言われていますから、私たちの人生で、とても大きな時間を占めています。

寝るという、毎日繰り返してきた当たり前のことに、忙しくて睡眠時間が取れない、うまく寝つけない、夜中に目覚めてしまう、熟睡できない、寝ても疲れている……などのような悩みをもっていないでしょうか。もしこのような悩みをもっているとしたら、それはあなただけではなく、多くの人も同じようにもっている悩みです。

睡眠とは、私たちの意思とは関係なく起こる、からだに備わった自動システムであり、日中で疲労したからだや脳をリカバリーして、翌朝またしっかりと頑張れる準備をする時間です。さらに、睡眠中は成長ホルモンが出るので美肌作りや美容のためにも欠かせない、重要な時間となります。しかし、その睡眠に悩む方が多くなっているのです。理由は、夜に入るはずの自動睡眠スイッチを妨げるライフスタイルになってしまっているからです。夜遅くまで明るい部屋にいる、布団の中でスマートフォンを使っている、テレビやスマートフォン、パソコンなどのスクリーンを寝る直前まで見ている、入浴の時間や食事の時間を寝る直前にとっている、運動不足で体がカチコチになっている、など思い当たるものがあるのではないでしょうか。

しかし、睡眠は毎日の習慣がとても大切です。あなたの睡眠の状態が悪いと、翌日の起きている時間に悪影響を与えます。疲れやすく、何事も頑張れないのはもちろんのこと、睡眠不足の日はなぜかいつも許せるはずの小さなことが許せずイライラしてしまう、という経験もあるのではないでしょうか。睡眠不足はあなたのこころの疲れやすさも大きくしてしまうのです。

ここで一度、睡眠習慣を見直してみましょう。見直すといっても、難しいことはありません。自分の睡眠環境をちょっと変えてみたり、夜の過ごし方について考え直してみたりするだけです。本書では、睡眠前におすすめの、誰でもできる呼吸法や1分でできるストレッチをご紹介しています。一週間行なっていただくだけで夜の過ごし方がぐっと変わることを感じられると思います。

また、睡眠というのは寝ているときだけではなく、起きている時間にも影響を与えます。つまり、あなたの人生の24時間の生活の質を上げるものです。毎日を生き生きと楽しく、笑顔で過ごしたいなら、睡眠がベストな状態はとっても重要な要素です。

だからこそ、今、自分の睡眠に関して考えてみましょう。

松尾伊津香

『寝つけない人でもぐっすり眠れる！　寝る前1分の入眠ストレッチ』もくじ

第2章 寝る前1分の仕込みで劇的に変わる7つのストレッチ

装幀　村田 隆（bluestone）
撮影　masaco
本文イラスト　小倉ともこ
編集協力　増澤曜子
本文デザイン・組版　朝日メディアインターナショナル株式会社

第1章

眠りの不具合は改善できる

1 人間はだんだん眠れなくなるようにできています

眠りにくさの表面的な原因はさまざまですが、根本的な理由は、加齢によって自律神経のパワーがダウンし、心身が日々の出来事に対応しにくくなることです。

つまり、誰でも生きていれば、眠りにくくなっていくのです。

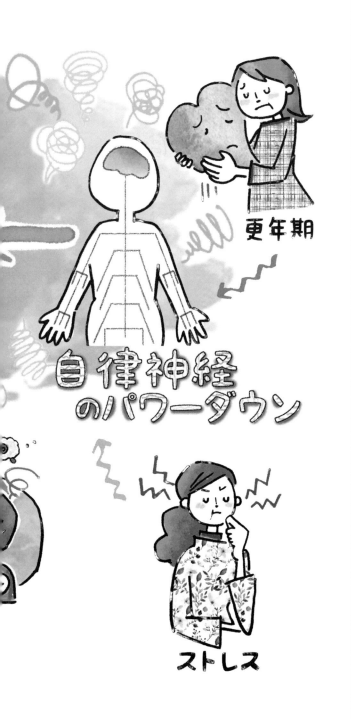

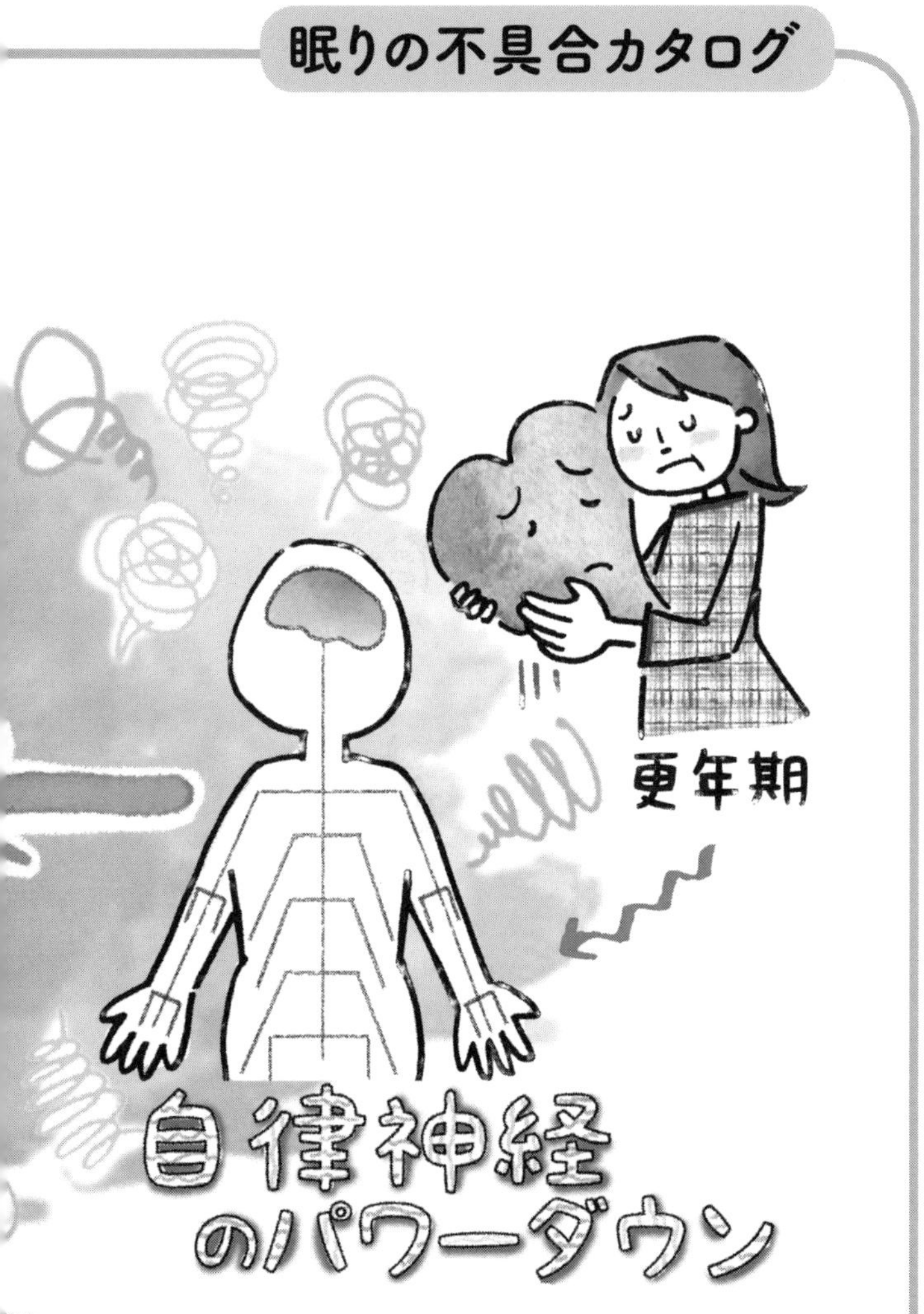
眠りの不具合カタログ
更年期
自律神経のパワーダウン
ストレス

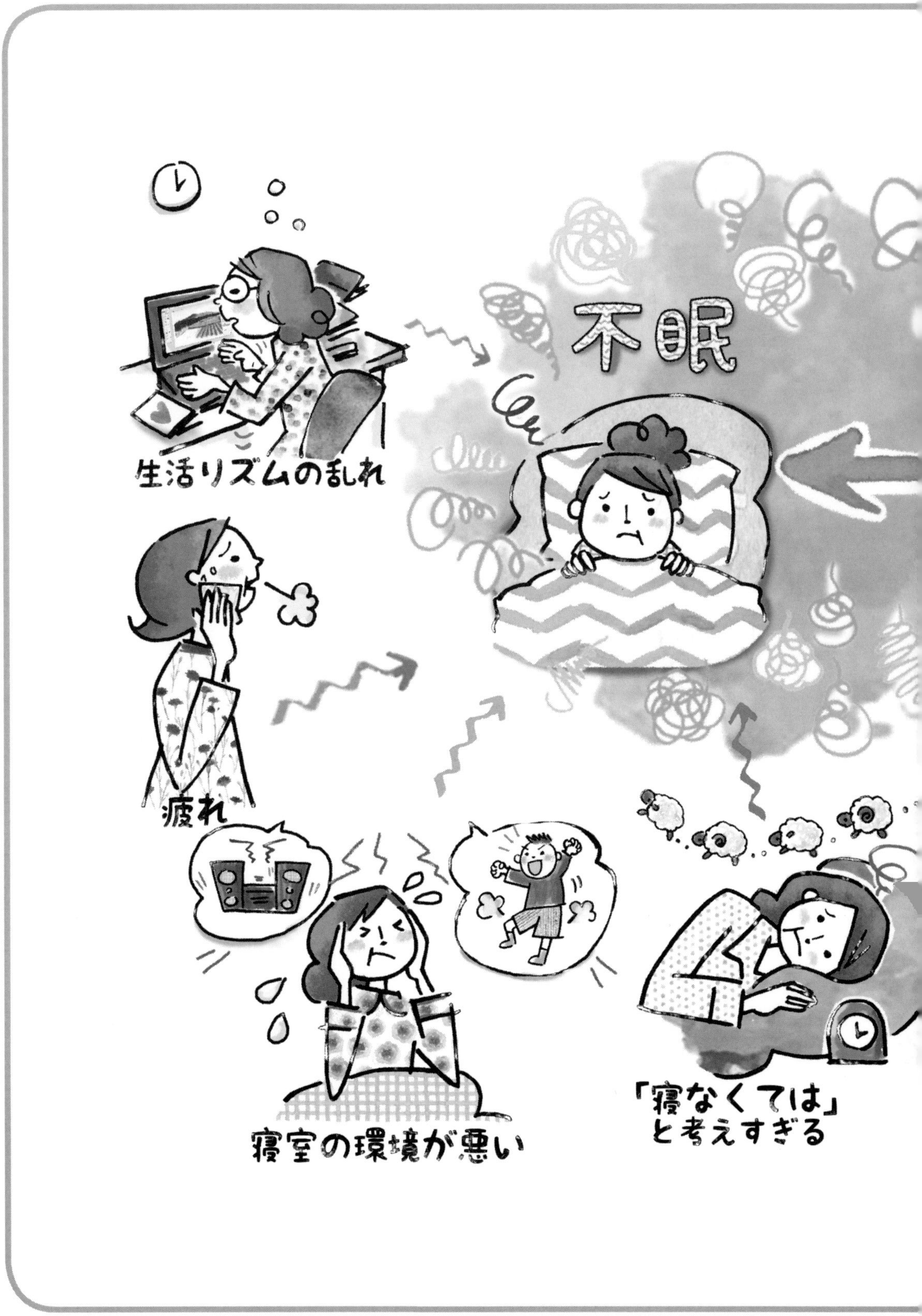
不眠
生活リズムの乱れ
疲れ
寝室の環境が悪い
「寝なくては」
と考えすぎる

2 眠りの不具合を感じる人が増えています

日本では、5人に1人が不眠症

私は日本初の疲労回復専用ジムで、プログラムを作成したり、ジムの会員の方たちにストレッチやマインドフルネスのインストラクションをしています。ジムを訪れるのは老若男女さまざまですが、不眠に悩む方が多いことに驚かされます。

一般に寝つきが悪い、眠りを維持できない、朝早く目が覚める、眠りが浅くじゅうぶん眠った感じがしないなどの症状があって、日中眠気を感じたり、注意力散漫、疲労や体調不良を覚える状態を不眠症と呼びます。日本では約5人に1人が、不眠症や睡眠で休養がとれていない、よく眠れなくてなんとなく調子が悪いという統計もあります。

睡眠ホルモン「メラトニン」は10代から分泌が低下しはじめ、眠りにくいという自覚症状は20〜30代で始まります。

さらに、加齢とともに増えて、中年、さらに老年になると急激に増加します。また、男性よりも女性のほうが悩む方が多いと言われています。

眠りにくさはストレッチや「呼吸法」で解消できる

眠りは夜間、心身ともに休息し、翌朝から元気に活動できるよう、からだに備わっているしくみです。体内には、朝に目覚め、夜眠るようにリズムを刻む体内時計が備わっていて、そのリズムに合わせて睡眠ホルモン「メラトニン」が分泌されます。「メラトニン」は日中は少なく、夜になると増え、睡眠中も分泌されます。この睡眠のように、気づいていない、自覚していないながらも、私たちの体内では、さまざまなしくみがバランスよく運営されています。

「息をしよう」と思わなくても呼吸していますし、「動け！」と命令しなくても心臓などの内臓も機能しています。眠りも含めて、無自覚で複雑な体内のしくみをコントロールしているのが自律神経です。

就寝前にストレッチをしたり、意識して呼吸をすること（呼吸法）は、この自律神経の働きをバランスよくして、心地よい入眠をもたらしてくれます。

眠りにくさは、年齢を重ねると増加する。「ストレッチ」や「呼吸法」は、心地よい入眠をもたらす。

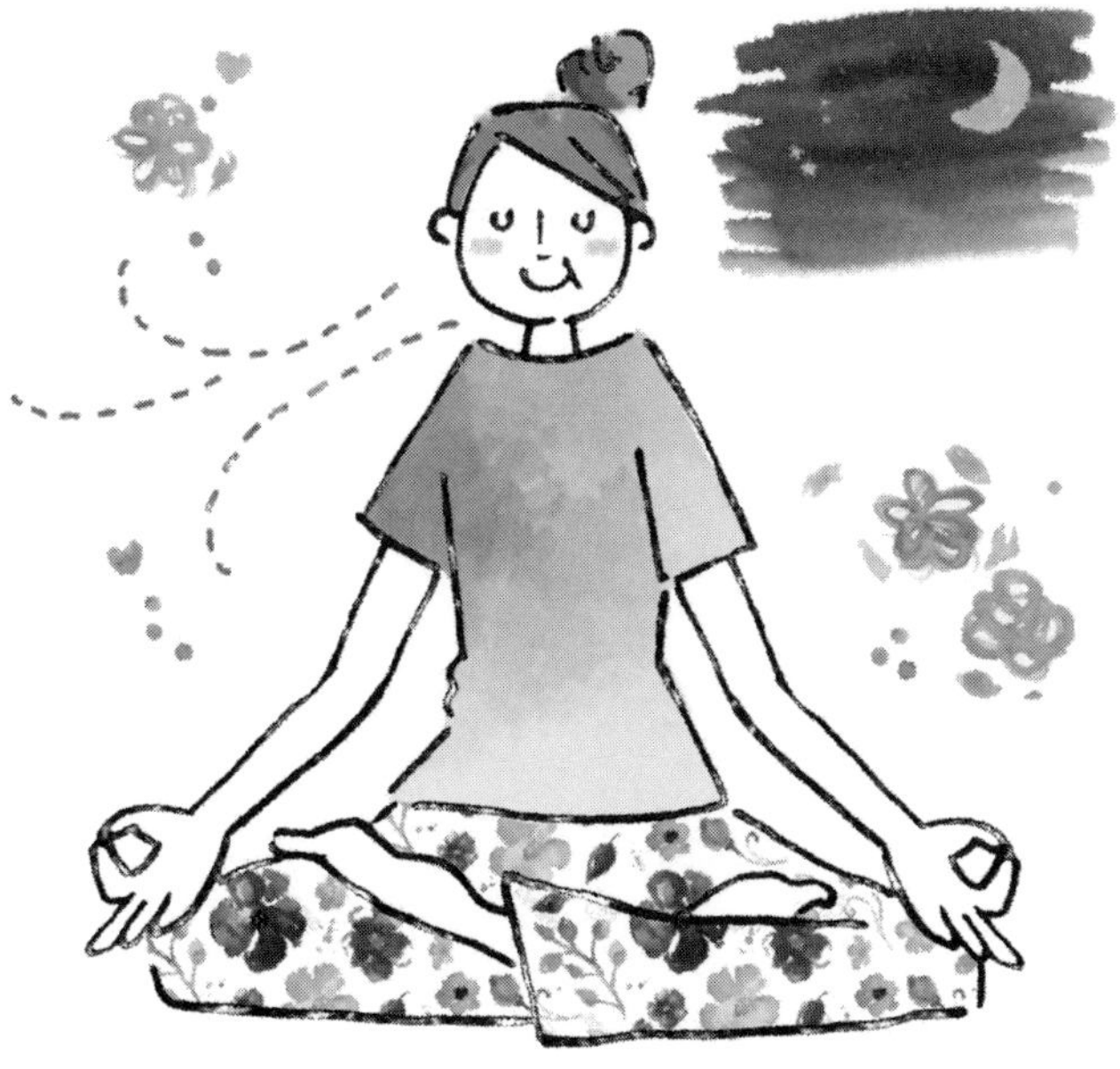

3 睡眠をコントロールしている自律神経とは？

自律神経は24時間、働き続けている

「自律神経」という言葉を聞いたことがある方は多いでしょう。具合が悪いので病院に行ったけれど特に悪いところはなく、「自律神経失調症」だと言われたという話もよく聞きます。これは自律神経のバランスが悪いということです。

神経とは、脳とからだの各器官をつなぐ電線みたいなものです。各器官の情報が脳に送られ、脳からは指令が送られます。これは二段階になっていて、まず脳と脊髄《せきずい》を結ぶ中枢神経があります。そして脊髄から全身につながっているのが末梢《まっしょう》神経です。

末梢神経には、体性神経と自律神経があります。この2つの大きな違いは、体性神経は、「寒いからセーターを着よう」のように意識できることです。顔や手から脳へ「寒い」という情報が送られ、脳が「セーターを着よう」と判断し、手や足に「筋肉を動かしてセーターを着る」と指令を出します。

ところが自律神経は、まったく無意識に動いています。呼吸をしようと思わなくても息ができているし、食べたものを消化しようと思わなくても、胃液が出ます。私たちがふだん意識していない体内の働きは、24時間、自律神経によってコントロールされています。睡眠もそうです。

自律神経は、無意識下で24時間機能している。睡眠も自律神経が関与している。

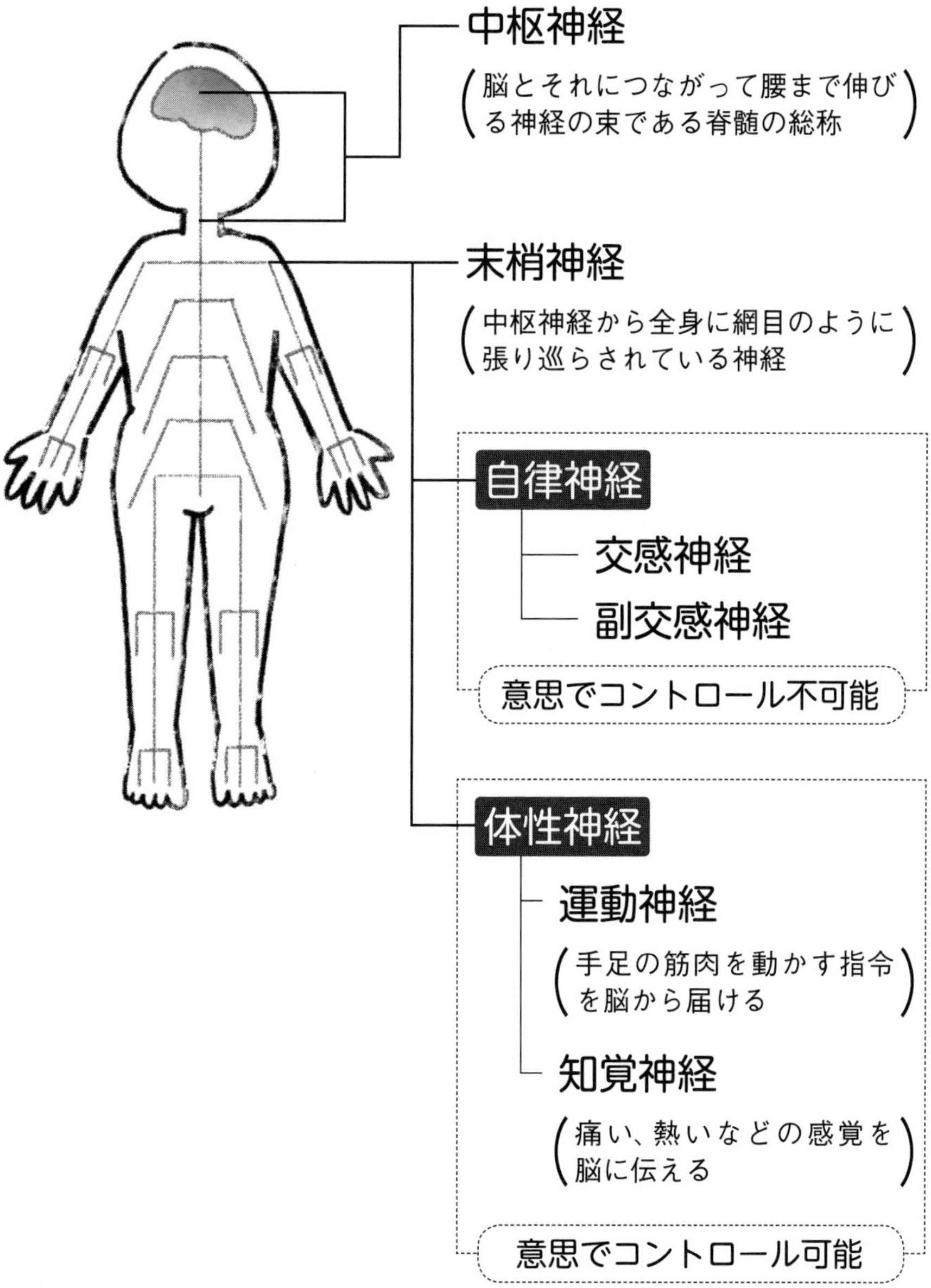
中枢神経
（脳とそれにつながって腰まで伸びる神経の束である脊髄の総称）
末梢神経
（中枢神経から全身に網目のように張り巡らされている神経）
自律神経
交感神経
副交感神経
意思でコントロール不可能
体性神経
運動神経
（手足の筋肉を動かす指令を脳から届ける）
知覚神経
（痛い、熱いなどの感覚を脳に伝える）
意思でコントロール可能

4 自律神経はアクセルとブレーキからできています

緊急事態発生！　アクセルが入る

自律神経はアクセル（交感神経）とブレーキ（副交感神経）の2種類からなります。

たとえば、草原で昼寝をしていたら、突然ライオンがやってきたとします。さあ、大変。たとえばマサイ族の勇者なら槍《やり》を持って戦うでしょうが、ふつうは急いで逃げ出すでしょう。いずれにしろ、瞳は開き、心臓はドキドキと速くなり、息は浅く速くなります。アクセル（交感神経）が入ったのです。ところが、よく見るといたずら小僧がライオンの皮をかぶって遊んでいるのでした。ほっとして、大笑いして、また昼寝を続けます。瞳を閉じ、心臓の鼓動は気づかないほどゆっくりになり、息も長くおだやかになりました。ブレーキ（副交感神経）がききはじめます。

このように、私たちのからだは交感神経と副交感神経にコントロールされています。このバランスが悪くなることが、すなわち自律神経のバランスが悪くなるということです。

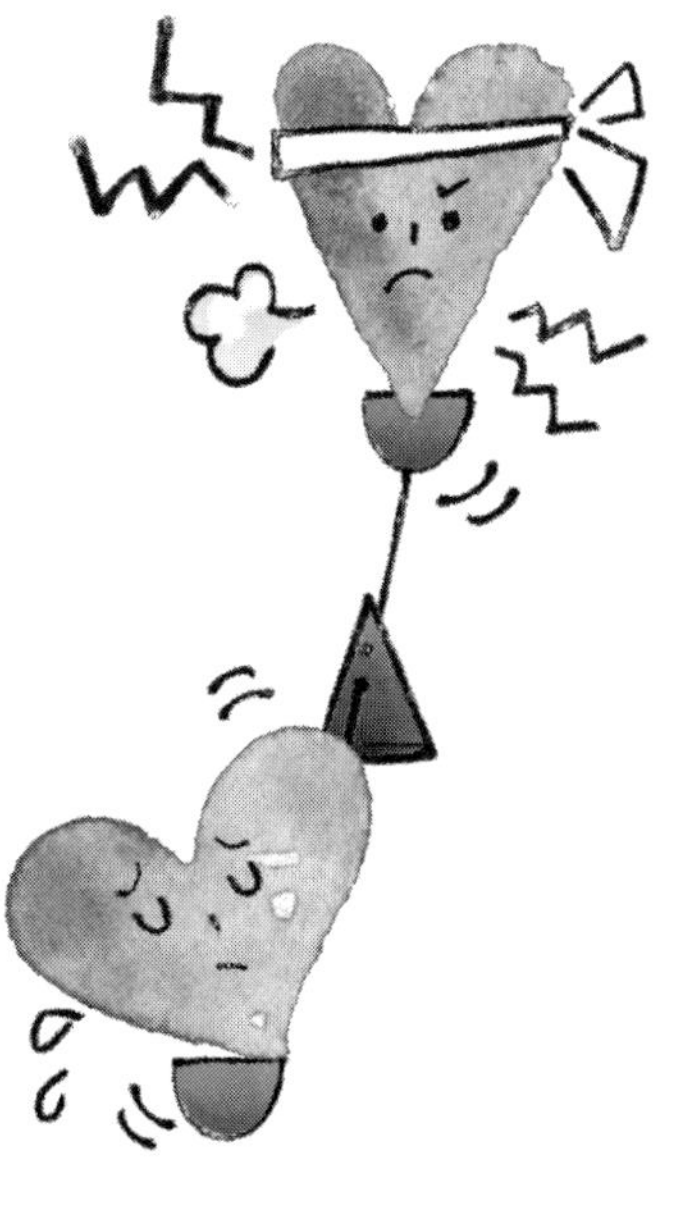

自律神経の働きは、年齢とともにパワーダウンする

若い頃は、「布団につけばぐっすり」「休みの日は何時間でも寝られた」という方も、年齢を重ねるにつれて、「寝つけない」「寝ても疲れが取れていない感じがする」「朝早く起きてしまう」というような体験をしたことはないでしょうか。

　これは、自律神経の働きが歳《とし》を重ねるとともにパワーダウンし、さらには交感神経が優位になりやすい傾向があるためです。

　加えて、このぐらいの年齢からは、仕事で責任が大きくなったり、家庭では子どもの教育問題や親の介護問題が生じたりと、ストレスを感じることが多くなります。

　すると、交感神経が優位のままの状態が続き、眠りにくくなるのです。

　つまり、ふつうに人生を送っていれば、誰でも年齢とともに多かれ少なかれ眠りにくくなるのです。ストレスは人生にはつきもので、ストレスがあるからこそ能力が高められることもあります。

　では、どうすればいいかというと、放っておくとどんどん働きにくくなる副交感神経の働きを高めること。それがストレスにつぶされないこころの安定をもたらします。

　また、睡眠中は副交感神経が優位になりますので、入眠や質の高い睡眠の上でも、働きを高めることは重要になります。

睡眠に関わる自律神経の副交感神経は、加齢とともに働きにくくなる。
副交感神経の働きを高めると、眠りやすくなる。

5 睡眠のリズムを意識しましょう

体内時計は約25時間、毎朝リセットしないとずれてしまう

私たちのからだには体内時計があって、日の出から日没、そして次の日の出までを一日として、新陳代謝やホルモン分泌がリズムよく行なわれています。

日中は、太陽の光をじゅうぶんに浴びることで、幸せホルモン「セロトニン」が分泌されます。快活に、アクティブに生活することができるのは、セロトニンがじゅうぶんに分泌されればこそです。

そして、夜になって暗くなると、睡眠ホルモン「メラトニン」が分泌されます。メラトニンは、セロトニンを原料として、暗くなると分泌されるのです。

つまり、私たちのからだは朝起きて、夜眠るようにセットされているのです。自律神経も、この体内時計にしたがって働いています。

ところで、地球の一日は24時間ですが、体内時計はなぜか24時間よりも長い約25時間であることがわかっています。そのため、そのまま放っておくと、毎日1時間ずつずれてしまうのですが、朝日を浴びることでリセットされ、また通勤のような規則的な行動によって体内の一日を地球の一日に合わせていると考えられています。

睡眠は深い眠りと浅い眠りの繰り返し

睡眠については、まだわかっていないことも多いのですが、大脳皮質が休息する深い睡眠と、全身が弛緩《しかん》する浅い睡眠が交互に現れることがわかっています。睡眠にもリズムがあるのです。深い睡眠がじゅうぶんにとれることが「寝足りた」「すっきり目が覚めた」という快眠につながります。

一晩の眠りは、深い睡眠から始まります。そこで心地よく眠りに入り、最初の深い睡眠をしっかりとることが快眠につながります。

このように、私たちのからだは規則的なリズムを刻んでいます。若いうちは、不規則な生活や夜更かしをしても、自律神経、特に副交感神経のパワーでぐっすりと眠れ、翌日も元気よく活動できますが、副交感神経の働きが悪くなるとそうもいきません。

就寝前に毎晩、副交感神経を高める呼吸法を行ない、リラックスできるストレッチをするというリズムをもつことは、とても理にかなったことです。

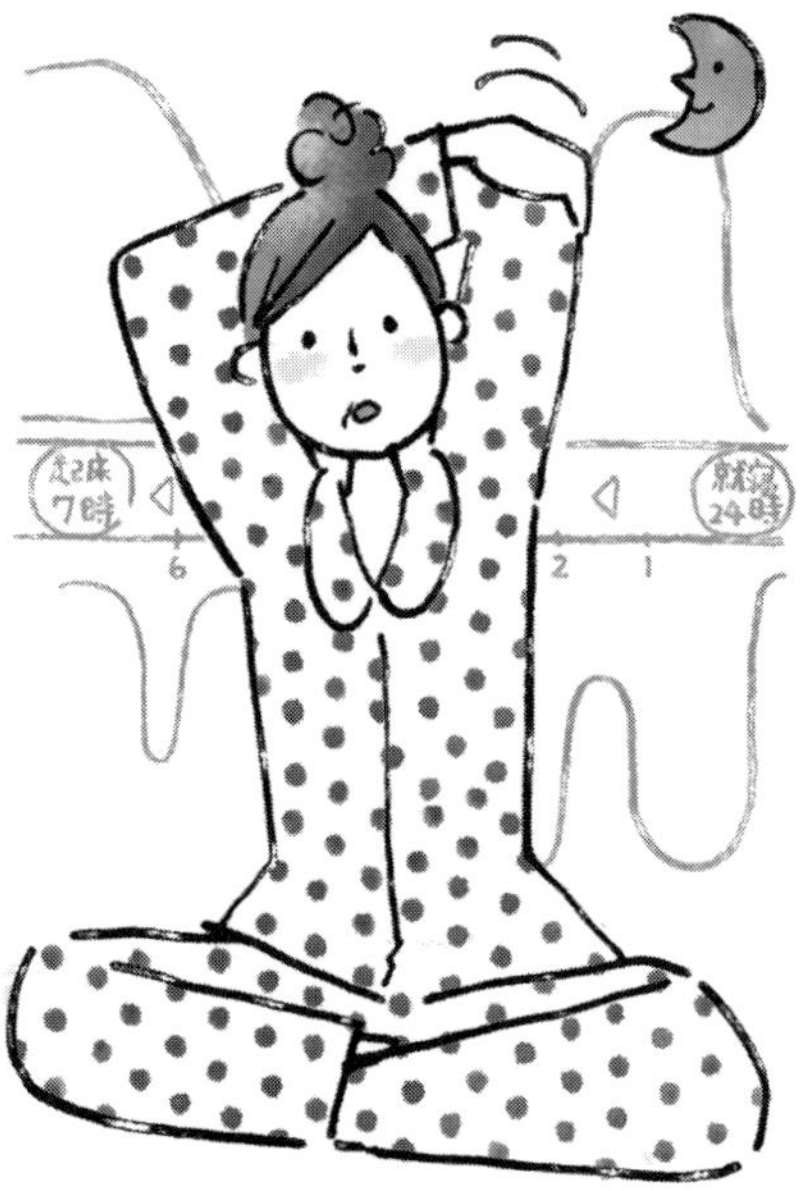

体内時計のリズムにそって睡眠は訪れる。毎晩、副交感神経を高める入眠ストレッチを行なうと、からだのリズムは整う。

6 血流が悪いと、ぐっすり眠れない原因になります

血液の流れが細胞の働きを高める

私たちのからだは、約37兆個もの細胞からできています。脳も臓器も手足もすべて細胞です。そして血管を流れる血液によって、各細胞に酸素や栄養が届けられ、老廃物が回収されています。

肺では酸素を吸収して二酸化炭素を排出しますが、吸収した酸素は血液に溶けて各細胞に届けられ、各細胞からは二酸化炭素が溶け出し、肺に運ばれ排出されます。口から入れた食べ物は順次消化され、腸の血管から吸収され、肝臓、心臓を経て全身の細胞に送られます。細胞からは老廃物が出されますが、これも血液に溶けて、腎臓や汗腺や肝臓に運ばれ、尿や汗となって体外に排出されます。

このように血液は、エネルギーを細胞に届け、代わりに老廃物を受け取り、処理場に運んでいます。

疲労とは、血流が滞って、老廃物が細胞にたまっている状態だといえます。

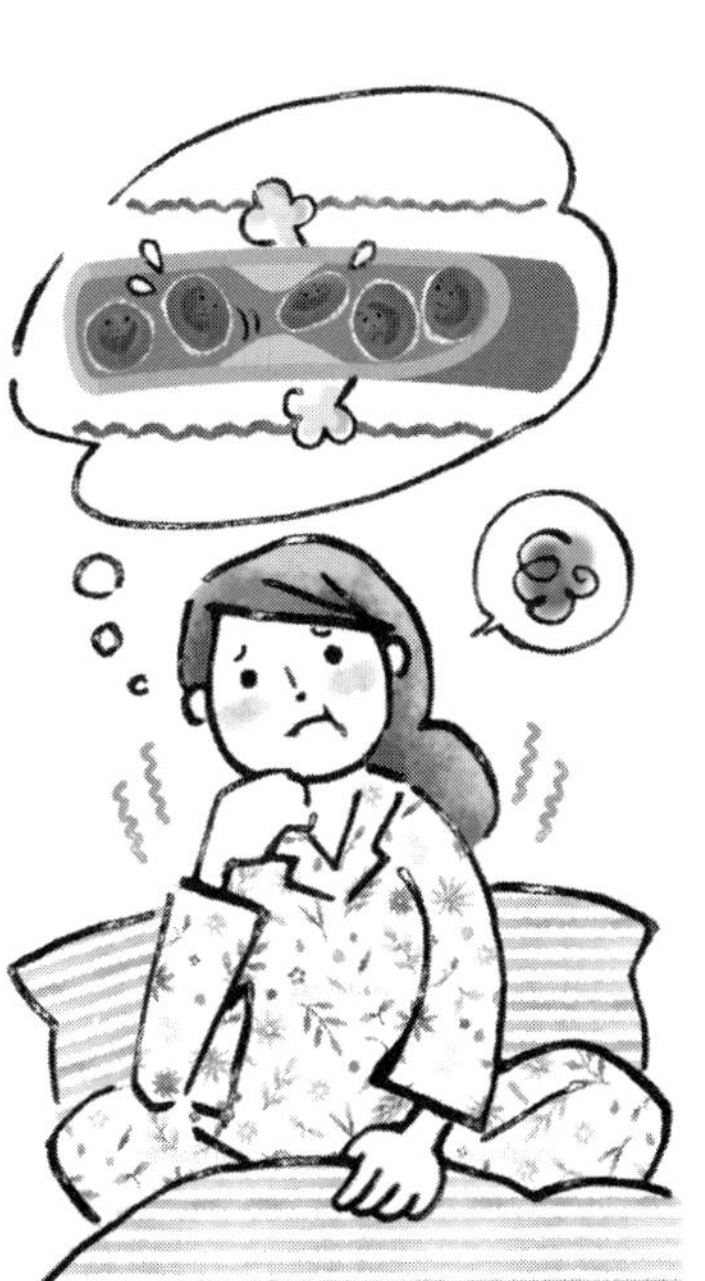

血行がよくなると副交感神経が整う

たとえば、肩こりも血流が滞っている状態です。

こりをほぐすと血行がよくなり、疲れがとれます。血管は全身に張り巡らされていますから、ストレッチで血流をよくすることは全身の疲労回復につながります。

また、自律神経でいえば、交感神経が優位になると血管は収縮し、血圧が上がります。

交感神経は緊急時に優位になるため、心臓の働きを活発にする、瞳孔《どうこう》を開く、視覚情報を増やすなど、運動能力を上げるように働きます。

同時に、内臓など平常時の機能は抑制されます。

私たちは楽しいときに笑いますが、反対に笑うとこころが楽しくなります。からだのしくみはこのように相互作用があり、副交感神経が優位のときに血流がよくなるのなら、血流をよくすれば副交感神経の働きも高くなりやすいのです。

ストレッチなどで血行をよくすることは、パワーが低下しがちな副交感神経を整え、心地よい睡眠につながります。

ちなみに血流は、晴れている日よりも、気圧の低い雨の日のほうが滞りやすいものです。雨の日に目覚めがよくなかったり、だるかったりするのは、そのためなのです。

天気が悪いときは、積極的にストレッチや運動をしたほうが睡眠にも疲労回復にもよいといえます。

血流をよくすると副交感神経が整い、また疲労も回復する。

7 至福のまどろみのために心がけましょう

睡眠をつかさどる自律神経の副交感神経は、年齢とともにパワーダウンします。そこで副交感神経の働きを高め、リラックスすることが、至福のまどろみをもたらします。また、体内時計の乱れを整えるのも副交感神経ですので、体内時計が乱れないように心がけることも大切です。

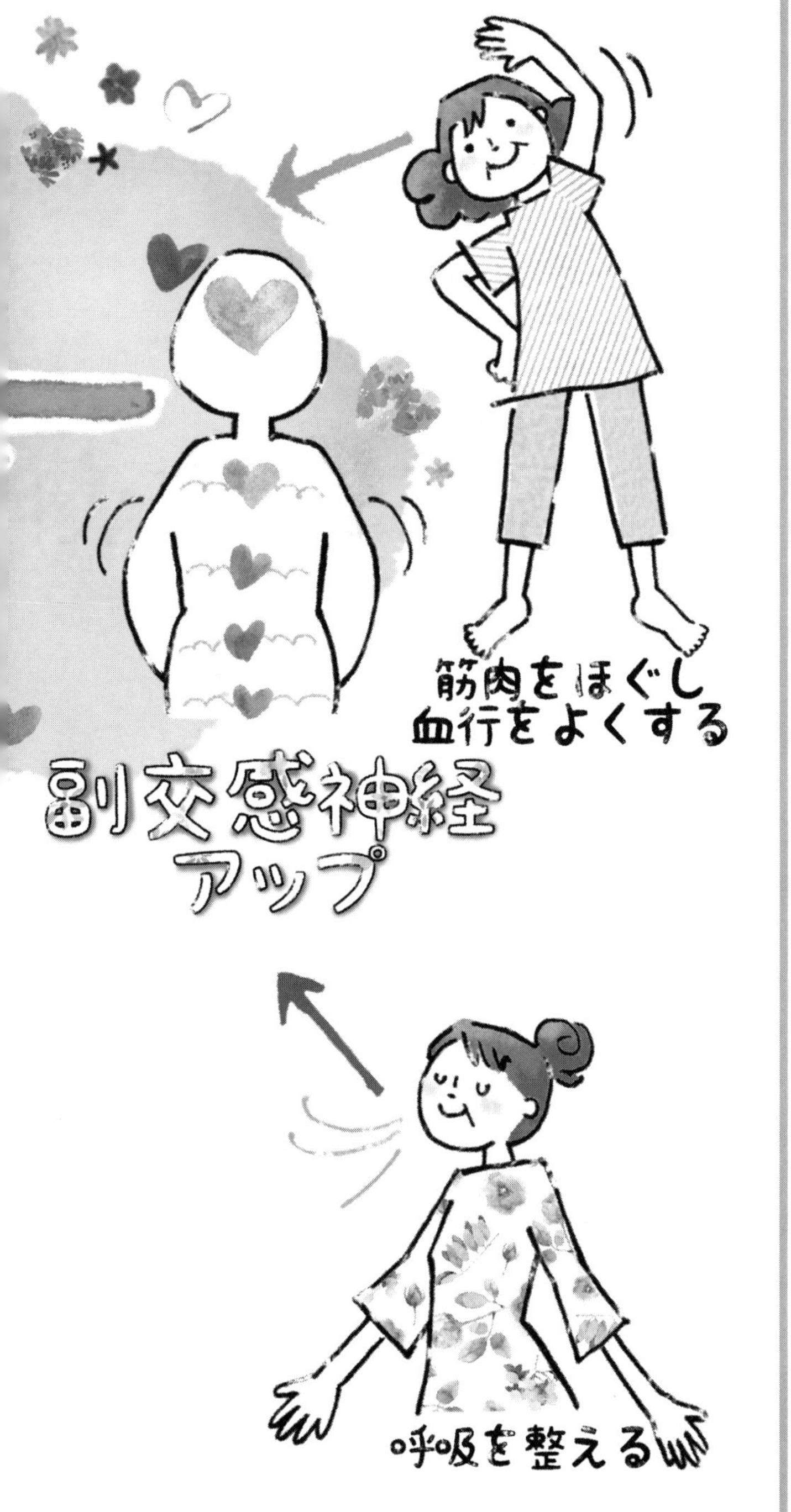
筋肉をほぐし
血行をよくする
副交感神経
アップ
呼吸を整える

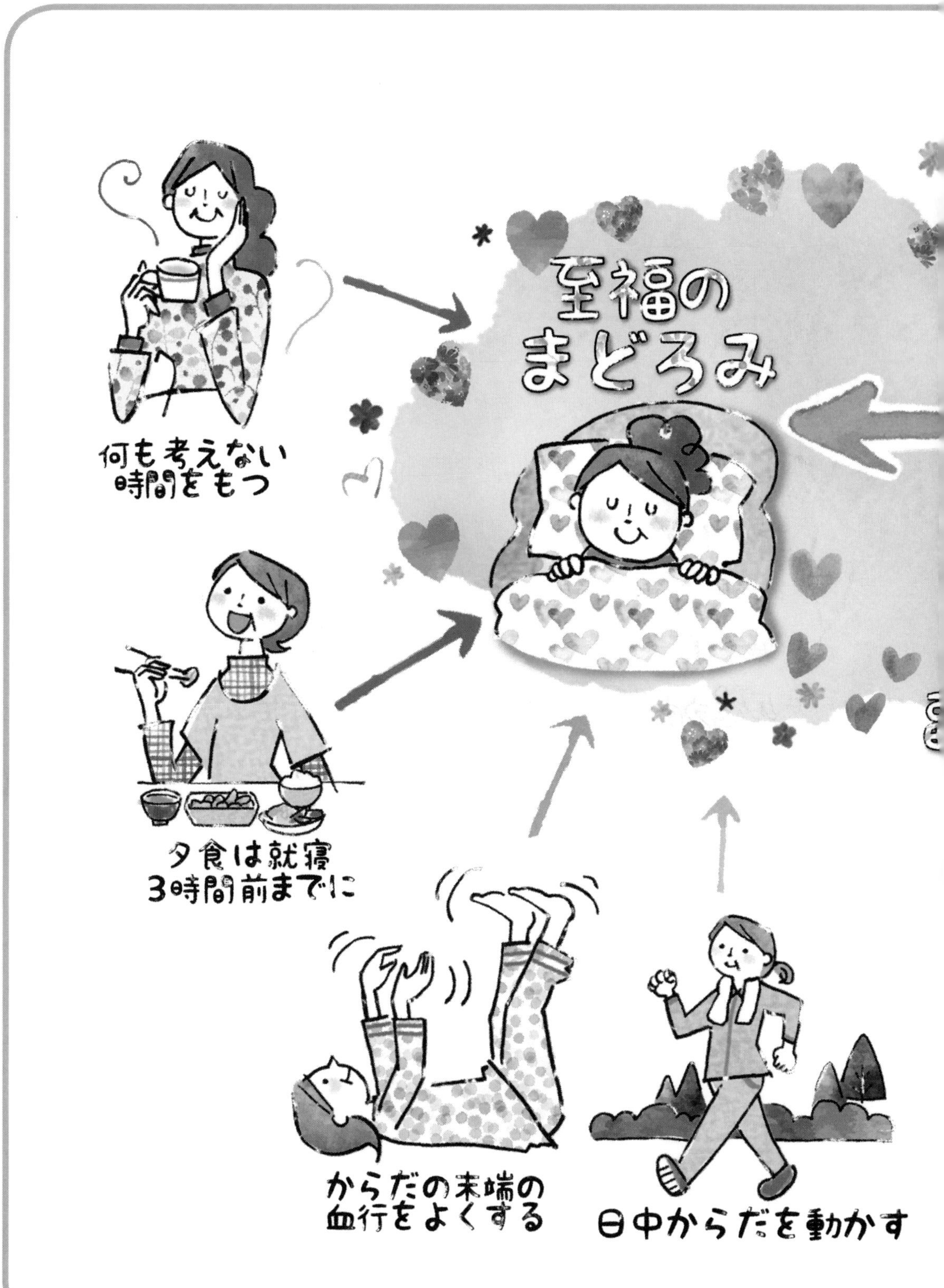
至福のまどろみ
何も考えない
時間をもつ
夕食は就寝
3時間前までに
からだの末端の
血行をよくする
日中からだを動かす

8 ストレッチで筋肉をほぐして こころの緊張をとりましょう

筋肉の緊張をとると、こころの緊張がとれる

いよいよ本題である、至福のまどろみについてご説明しましょう。

私たちには、覚醒状態から睡眠状態に移行する間に、まどろむという状態があります。からだが脱力し、脳がリラックスしていく至福の時です。

ストレッチで筋肉をほぐすことで至福のまどろみに入ることができます。「寝つきはいいほう」だという方も、気づいていないだけでからだのあちこちが緊張している場合が多いものです。この筋肉の緊張をとると、こころの緊張がとれます。

心身ともにリラックスして至福のまどろみを経ると、ぐっすりと質のよい睡眠に入っていけます。

また、からだの中で大きな関節である「股関節」の周辺の筋肉をほぐすことで、上半身も下半身も全身の血流がよくなります。

第2章でご紹介するストレッチは、「就寝前にリラックスする」「至福のまどろみに入る」ために、これまで運動になじみのなかった方や、年々からだが硬くなってきたと感じている方にも無理なく行なっていただけるように考案されています。

緊張に気づこう

私たちは日々ストレスによって緊張しています。生きていれば必ず生じるストレスは、必ずしも悪いものではなく、私たちを成長させてくれるものでもあります。しかし、緊張した心身をゆるめるときがないと、疲労がたまり、活動できなくなってしまいます。

肩、あご、眉間で「緊張」がたまっていないか確認してみましょう。

肩こりは自覚している方も多いでしょう。あごは、奥歯です。奥歯の上下をかみしめ、食いしばっていませんか？　また、眉間にしわがよっていませんか？

緊張に気づいたら肩をまわし、あごをゆるめ、眉間をゆるめましょう。

加齢とともに、緊張をとく副交感神経がパワーダウンしてきますから、このように自分で意識して緊張をゆるめることが大切です。

また、緊張をゆるめるには、「ゆれる」ことも効果があります。

28ページのコラムで紹介します。

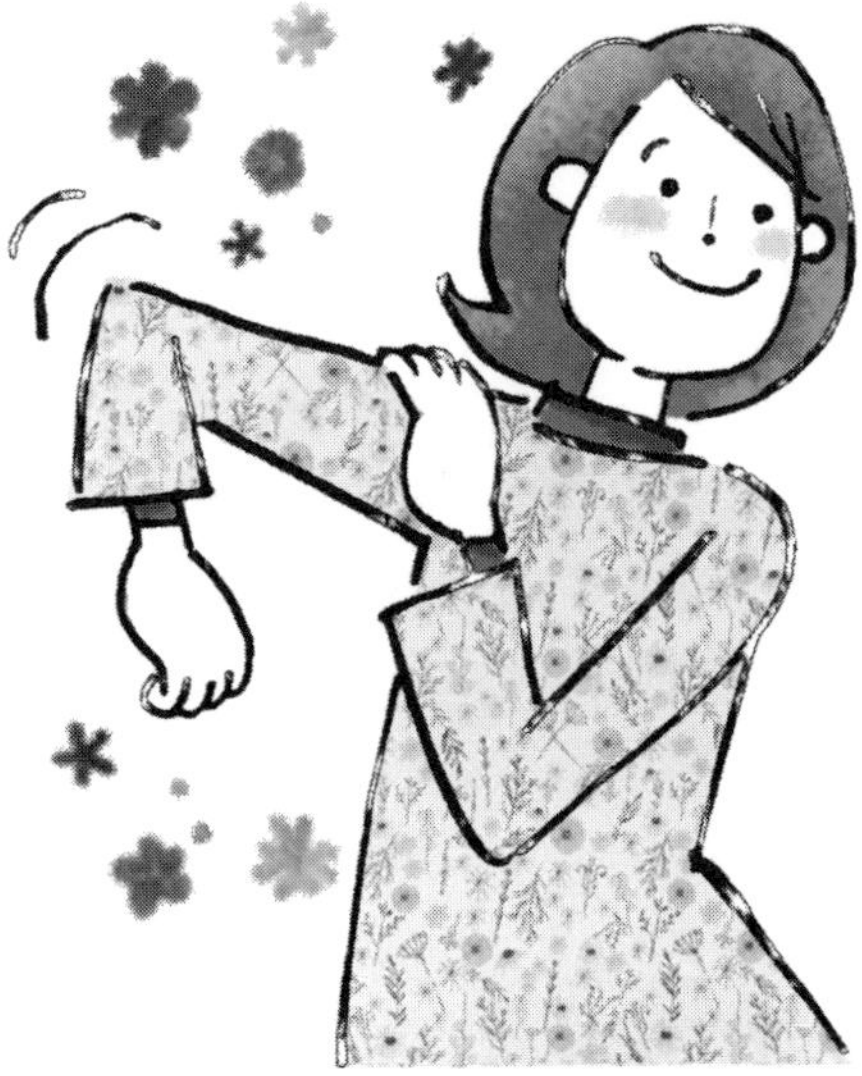

私たちの心身は日々、緊張している。この緊張をほぐすと、至福のまどろみを得ることができる。

9

ゆっくりと呼吸するだけで副交感神経が整います

呼吸を意識する

ふだん無意識に行なっている「呼吸」は、自律神経のコントロール下にあります。交感神経が優位なときには、呼吸は浅く速く、副交感神経が優位なときには、深くゆっくりになります。そこで、深くゆっくりと呼吸をすることで、副交感神経を高め、心身ともにリラックスできます。この時、何も考えずに呼吸に集中することで脳が休まり、心身ともに疲労が回復します。

　もちろん至福のまどろみもやってきます。慣れてくると、「呼吸法」を行なうだけで、うとうととリラックスしてしまうでしょう。

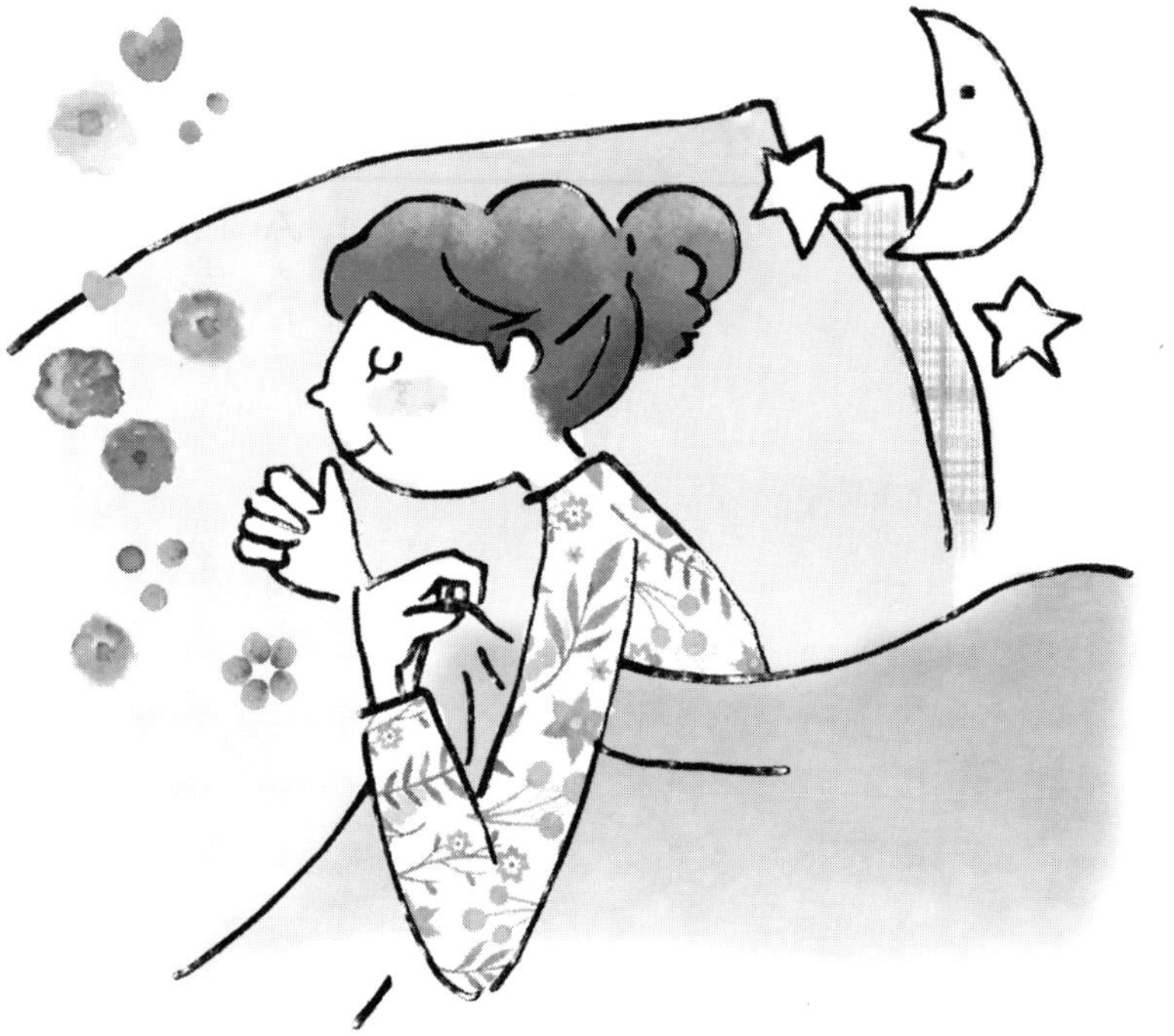

脳をからっぽの状態に

呼吸には胸式呼吸と腹式呼吸があります。胸式は交感神経を高めます。大きく息を吸って肺をふくらませます。一日の活動が始まる朝などにふさわしい呼吸法です。

いっぽう腹式は副交感神経を高めます。姿勢をよくして、おへそのあたりに手をあて、息の出し入れで横隔膜がへこんだりふくらんだりするのを感じましょう。息は口から吐いて鼻から吸います。ゆっくりと長く行なうのがコツです。まず、息をゆっくり吐き切ってからゆっくり吸うとリズムがつかみやすいでしょう。

腹式呼吸を行なうときのポイントは、何も考えないことです。脳をからっぽの状態にします。これは、やってみると意外に難しいものです。「あれもやらなくちゃ」「あの人本当に腹がたつ」「雨が降ってきた」など、いろいろなことを考えてしまいます。そこで、目をつむって息を吐いて吸うことだけに意識を集中してみましょう。お腹《なか》をへこませ、ゆっくりと息が上がってくるのを感じます。息を口からすーっと吐き出します。じゅうぶん吐ききったら、今度は息を吸います。鼻の先から息が入り、そのまま下までずっと入り、お腹がふくらみます。まず、これを繰り返すことで、だんだん何も考えない、雑念のない空っぽの状態になることができます。

脳をからっぽの状態にできると、脳が休まり、こころが休まり、至福のまどろみを経て、翌朝には心身とも活力にみちた一日が始まります。

腹式呼吸を行ない、脳をからっぽにすることで心身ともに休息できる。

心身ともにリラックスできる秘密のポーズ

ゆれる！

私たちのこころとからだは、知らず知らずのうちにこわばって、硬くなっています。それが、眠りにくさやさまざまな不調を引き起こすのです。手軽にこわばりをほぐすよい方法があります。それは、「ゆれる」ことです。電車の中だとよく眠れる、ついうとうとしてしまう、という方は多いですね。これは、ゆれると脳がリラックスするからなのです。赤ちゃんがゆりかごの中ですやすやと眠っているのは、そのためです。

この「ゆれるポーズ」は、ゆりかごや電車の心地よいゆれを手軽に体感できます。

【ゆれるポーズのやり方】

1 あぐらをかいて、両足の裏をつけます。

2 両手でつま先をつかみます。

3 ゆっくりと左右にゆれましょう。

※肩から腕にかけて力を抜くのがポイントです。

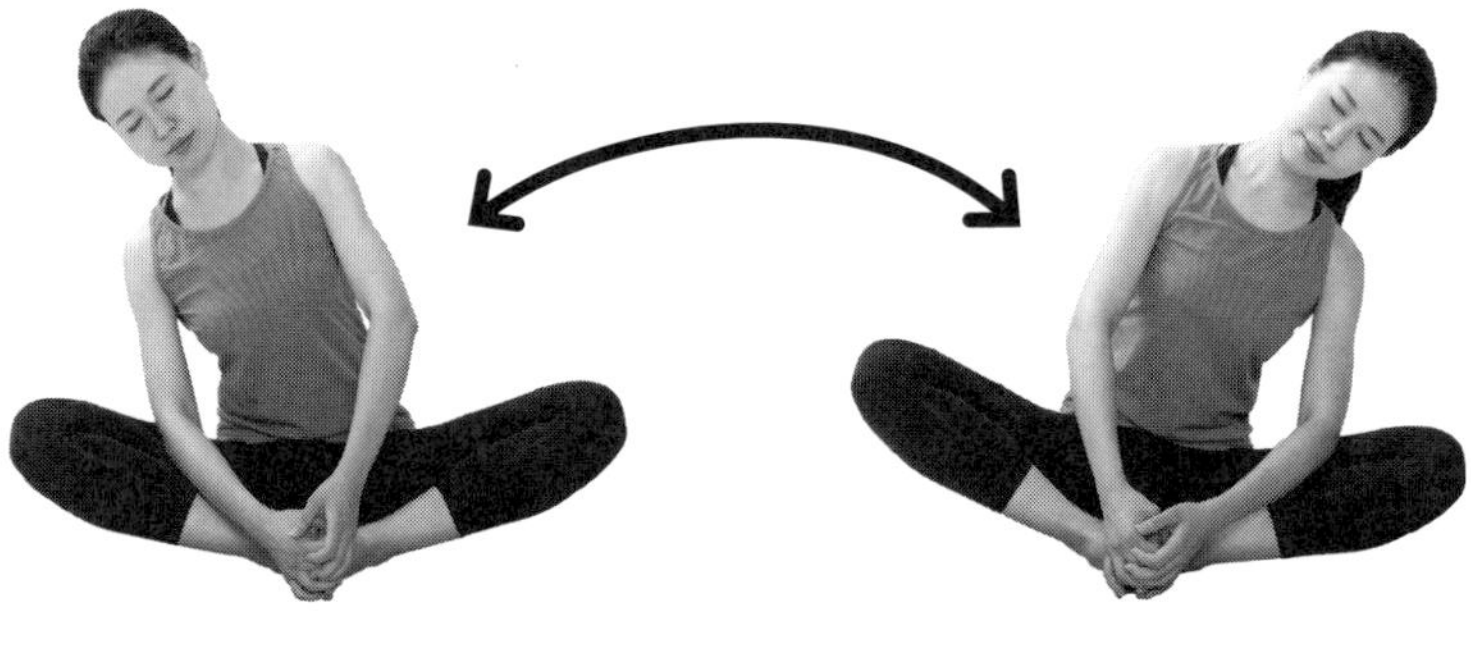

こんな時には！

！ 両足の裏がつかない

お尻の下にタオルケットやクッションを置き、お尻の位置を上げてみましょう。できれば、ひざが腰よりも低い位置にくるように調整してください。

＊33ページの呼吸法「あぐらポーズ」を参考にしてください。

第2章

寝る前1分の
仕込みで劇的に変わる
7つのストレッチ

心地よさを味わいましょう

3つのリラックスで至福のまどろみへ

いよいよ第2章では、入眠ストレッチを実践します。ポイントは、①呼吸でリラックス、②伸ばしてリラックス、③こりをほぐしてリラックス、の3つです。

第1章でも説明したように、人間のからだの複雑なしくみは、交感神経と副交感神経の2つの神経によってバランスよく運営されており、おだやかで心地よい眠りは副交感神経がもたらします。交感神経は「火事場のバカ力」的に一瞬でスイッチが入りますが、副交感神経のスイッチはゆっくり。「リラックスしてきた」「伸びてる伸びてる」「こりがほぐれてきたわ」と、ストレッチをしながら気づくことで、スイッチが入っていきます。目をつむると、より感じやすいでしょう。

無理せずあきらめず、ポーズの完成を目指しましょう

簡単で効果の高いポーズをご紹介していますが、最初は難しいものもあるかもしれません。その場合は無理せず、「今どこまで曲がったかな」「どれくらい伸びたかな」ということに気づいてください。

また、背中や腰に座布団やタオルをあてると、らくにできるものもあります。ポーズごとに紹介していますので、試してください。

「心地いい」という感覚をじゅうぶん味わうことがリラックスにつながります。そして、挑戦していれば関節は1ミリ2ミリとわずかずつでも必ず可動域が広がっていきます。無理はいけませんが、あきらめず、少しずつポーズの完成を目指してください。

「呼吸」30秒＋「入眠ストレッチ」30秒を毎日

副交感神経のスイッチを入れるためには呼吸が重要です。そこで毎日のストレッチとしては「呼吸」30秒＋「入眠ストレッチ（キープ）」約30秒、合わせて約1分が基本となります（左右あるものは少し長くなる場合もあります）。就寝前のたった1分、これを行なうことで、おだやかで心地よい眠りに入っていけるでしょう。さらにからだのこりをほぐし、血行をよくすることで疲れがとれ、翌朝すっきり元気に目覚めることができます。

７つのポーズを紹介していますので、一日１ポーズ、一週間で全ポーズできます。もちろん、自分に合ったものを続けても、１回に複数のポーズを行なってもＯＫです。

行なうときは、姿勢に注意しましょう。

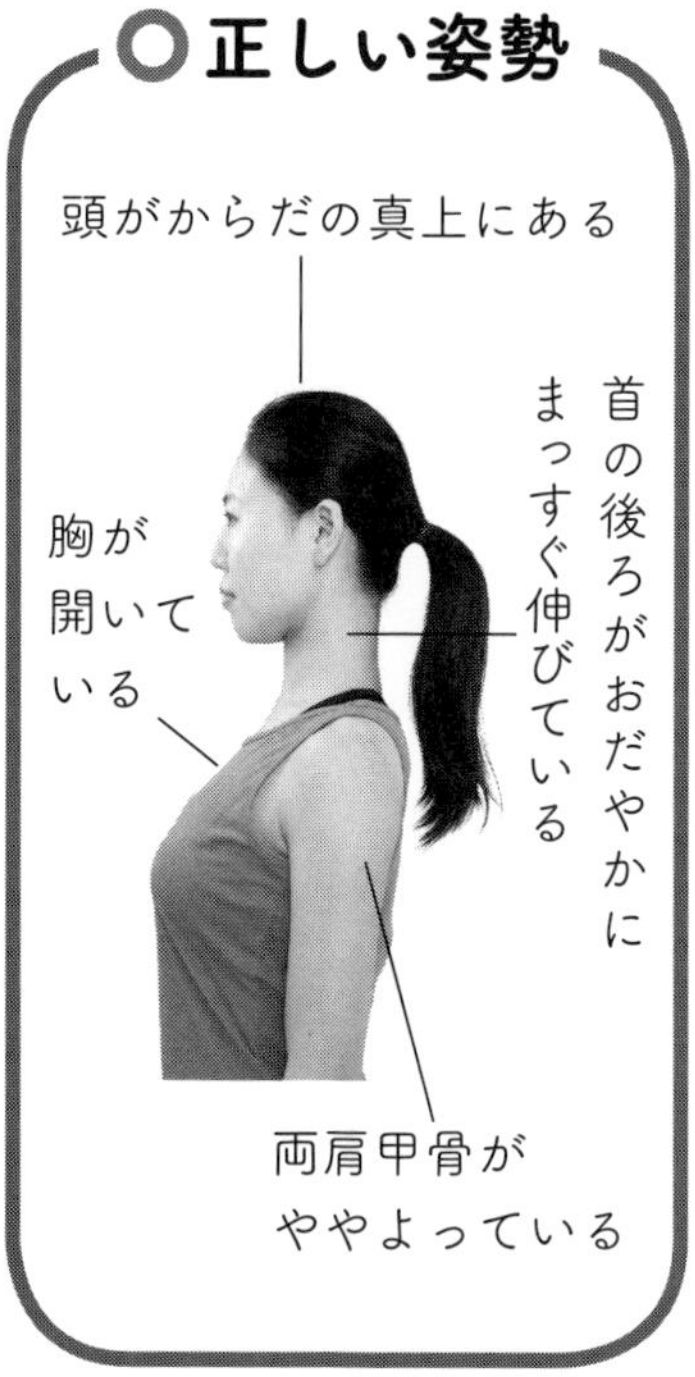
○正しい姿勢
頭がからだの真上にある
首の後ろがおだやかにまっすぐ伸びている
胸が開いている
両肩甲骨がややよっている

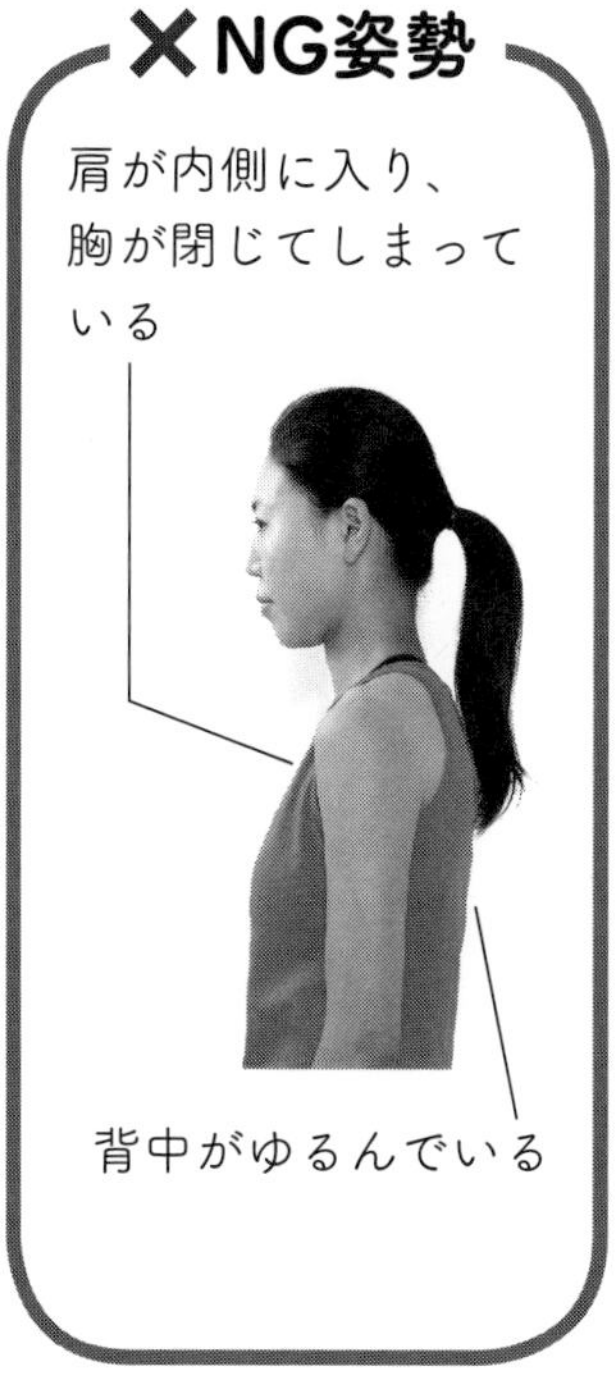
✕NG姿勢
肩が内側に入り、胸が閉じてしまっている
背中がゆるんでいる

呼吸を意識すれば、心身ともに驚くほどリラックスできます

腹式呼吸をマスターしましょう

　呼吸はそれだけでもリラックスできますし、またストレッチを行なう際にも、動きに合わせて吐いたり吸ったりすることで効果が高まります。まず、左ページの「呼吸」を行なってください。本章のストレッチで「呼吸」という場合、すべて「腹式呼吸」です。深く息を出し入れして、横隔膜を動かします。お腹《なか》に手をあてて、息の出し入れとともに、へこんだりふくらんだりすればOKです。

　呼吸のコツは、まず息を吐き切ること。吐き切ってはじめて深く息を吸い込めます。呼吸は、ゆっくり行なうことを心がけましょう。長い呼吸に慣れてくると、30秒では足りないかもしれません。その場合は、1分、2分と長くしてもよいでしょう。

力が必要な時は「吸い」、緩める時は「吐く」

　各ストレッチでは、伸びたり力が必要なところでは「吸い」、ゆるめたり重さを感じたりするところでは「吐く」のが基本です。各ポーズ、ひとつひとつの動きに合わせて、「吸う」「吐く」の説明をしていますので、最初はその通りにやってみてください。心地よければキープするポーズは長くしてもOKです。

ストレッチの前に

30秒でリラックス！呼吸の姿勢

次ページから紹介するストレッチの前に行ないましょう。
目をつむって、息が出たり入ったりするのを感じましょう。
心身がおだやかにリラックスしてきます。

あぐらポーズ

下半身が安定する姿勢です。腕は力を抜き、手のひらを上に向け、ゆっくりと腹式呼吸（27ページ）を行ないます。

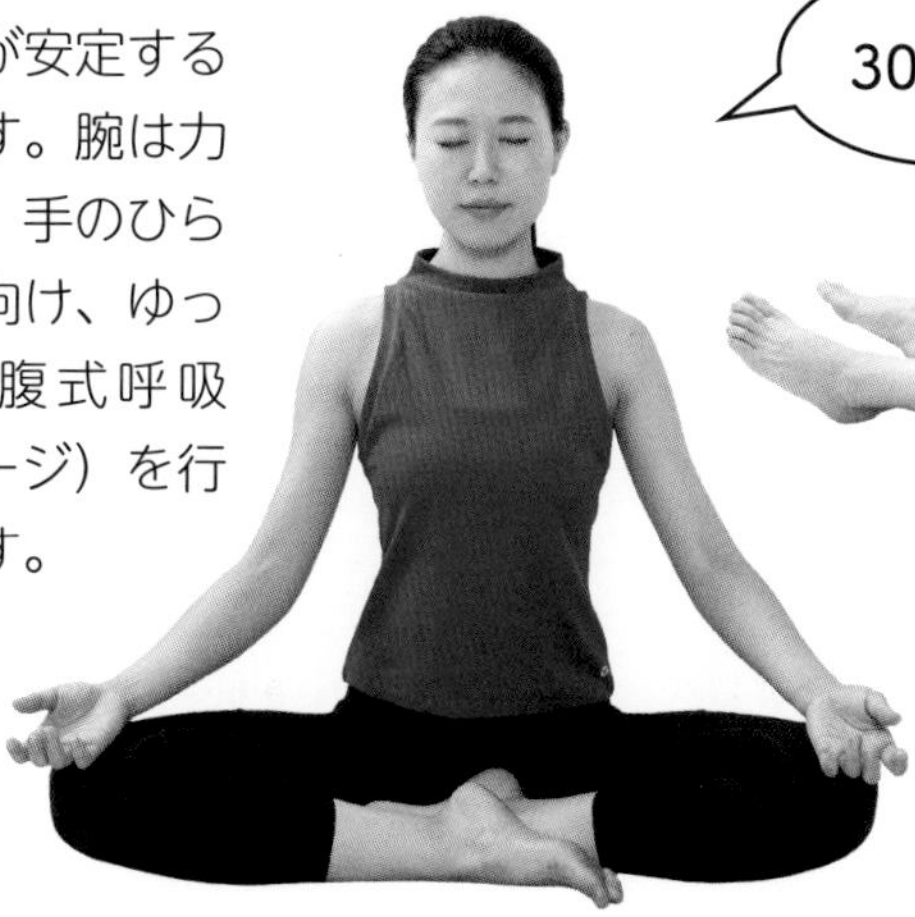

仰向けポーズ

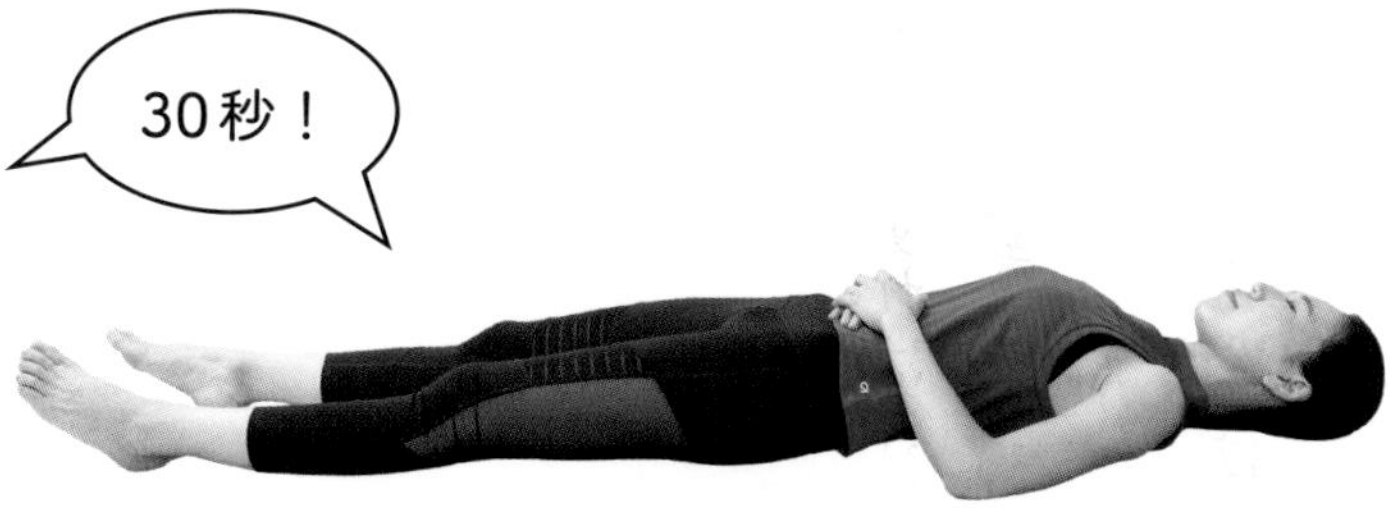

仰向けでお腹に手をあてて腹式呼吸を行ないます。手をあてると、息の出し入れとともに、お腹がへこんだり膨らんだりするのがわかるので、腹式呼吸が苦手な人におすすめです。背中が伸びている感じも味わいましょう。

こんな時には！

❗ あぐらが組めない
‼ ふらふらする

下にタオルケットやクッションを置き、お尻の位置を上げてみましょう。ひざが腰よりも低い位置になるように注意。ひざが上がってしまう場合は、いすの上で行なってみましょう。足は組まずに腰幅程度開いて、足の裏を床につけ、下半身を安定させます。

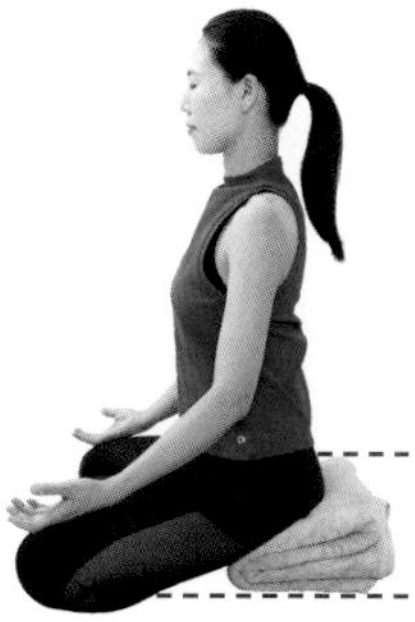

❗ 腰が痛い

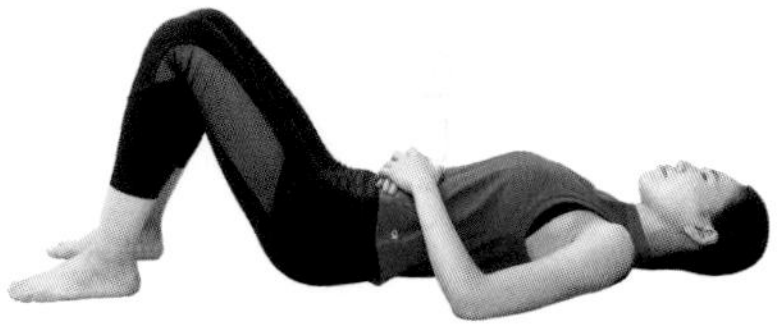

ひざを曲げて足の裏を床につけましょう。腰への負担が軽減されます。両足を腰幅くらいに開くと安定します。

寝る前1分のストレッチ①

※33ページの呼吸法を30秒行なってからすると効果的です

1 骨盤回りをゆるめよう！ がっせき前屈

がっせきとは、足裏を合わせせることです。このポーズは子宮回りを刺激してホルモンバランスを整えます。目線がおへそに向くことで自分の内側に意識を向けやすくなり、また背中を丸めることでリラックスできます。安心感が得られやすいポーズです。

1 足の裏を合わせて座る

からだの遠くで左右の足裏を合わせて、手前によせます。

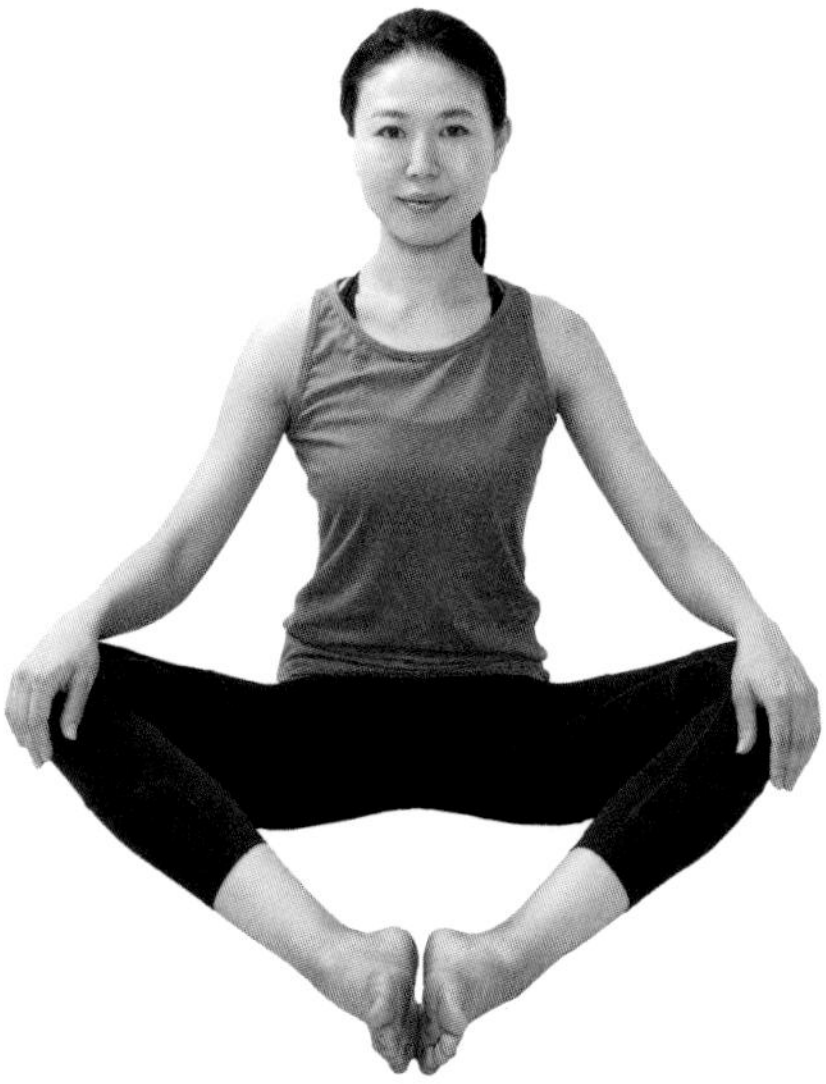

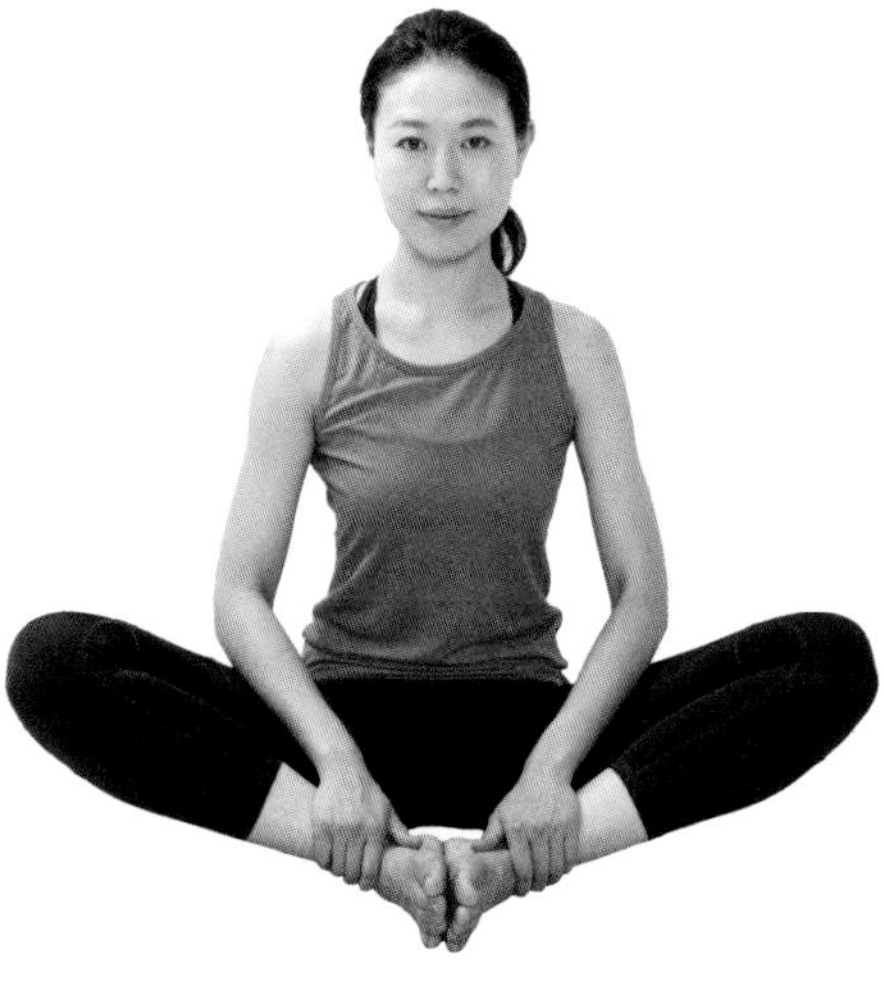

かかとをなるべく、手前に近づけます。

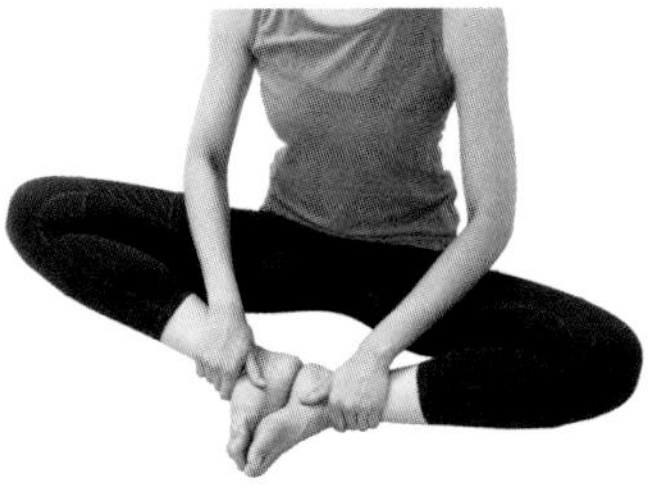

2 前屈する

両手でつま先を握り、
一息吸います。

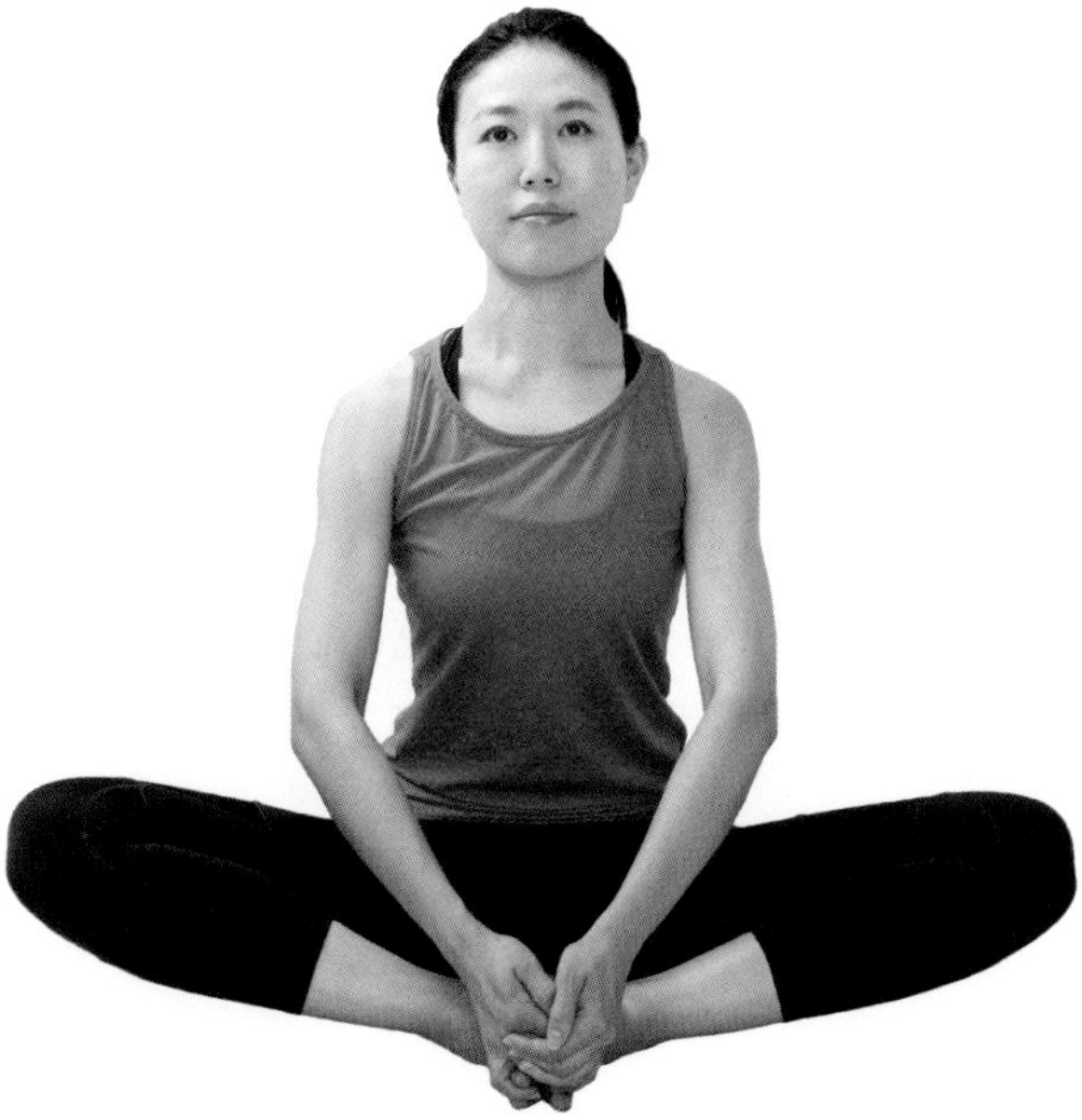

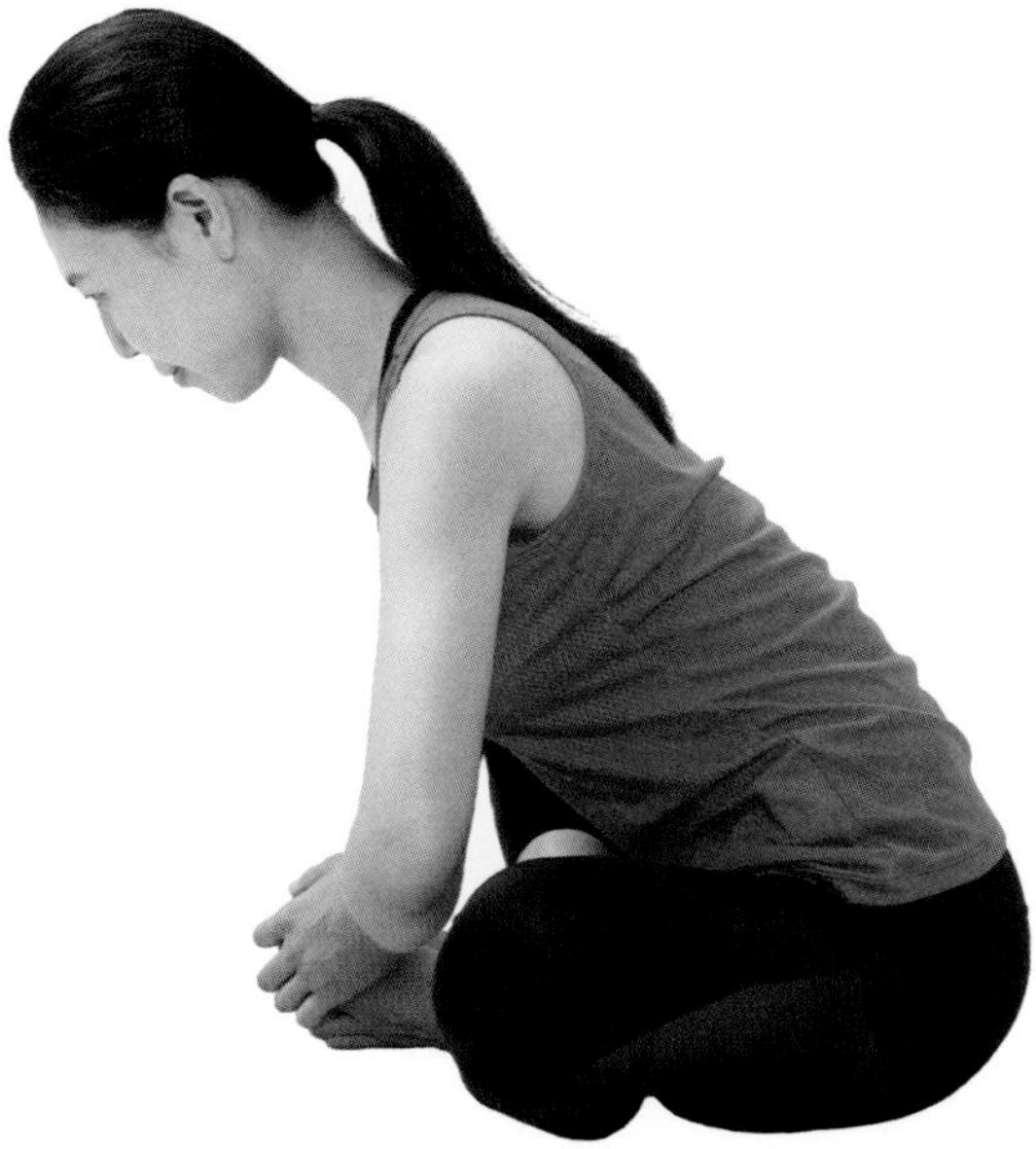

次に、吐く息でゆっくり
と前屈していきます。

3 姿勢をたもつ（キープ）

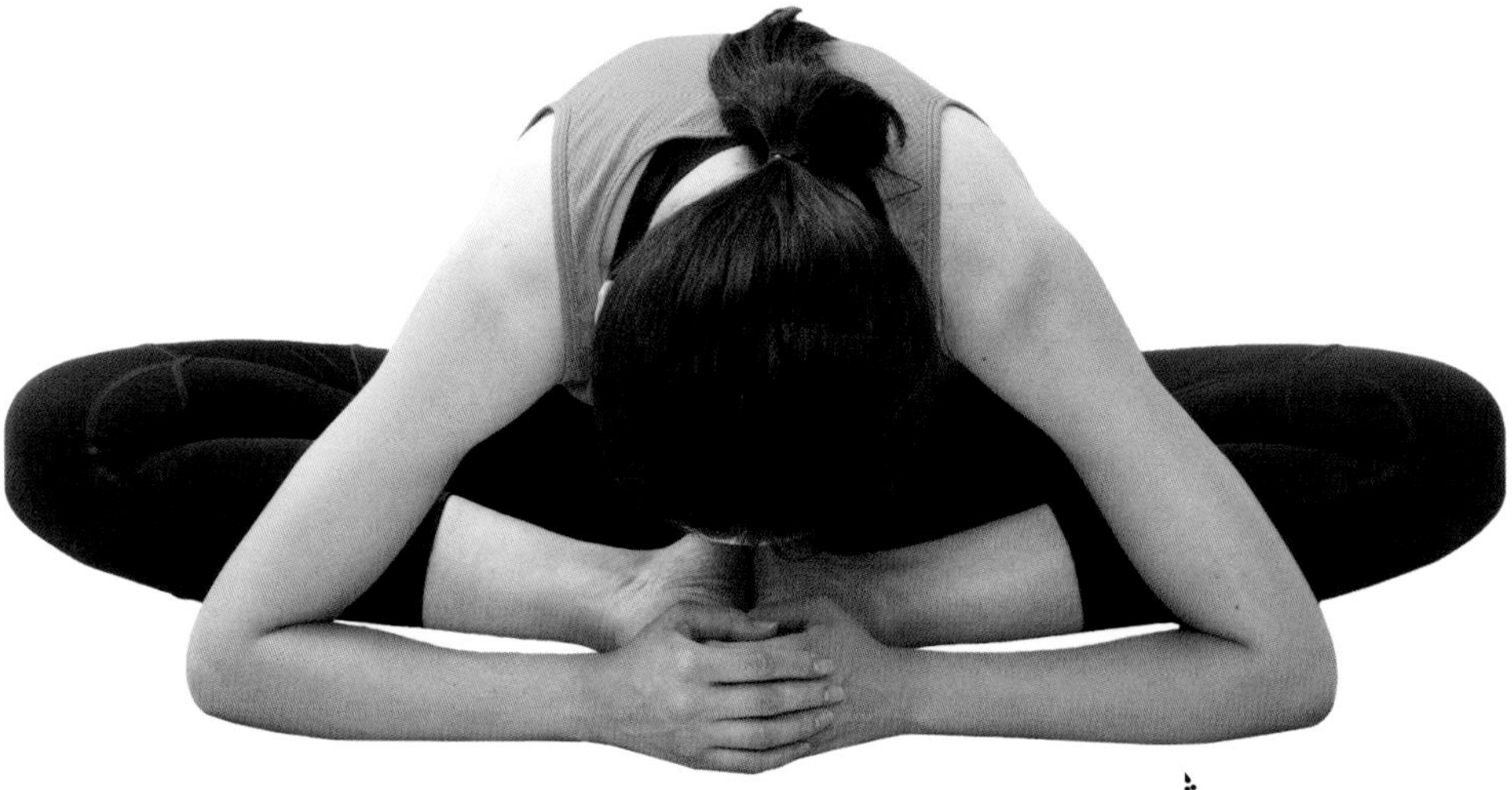

両ひじを左右に広げて肩の力を抜いていきます。ひたいが手につかない程度で止め、**5呼吸**します。背中は丸める気持ちで、自分の重さでかがんでいくイメージです。

ひじが床につかなくてもOK。その場合は、ふくらはぎにのせると、ひじの重さで股関節のストレッチが深まります！

Point

キープ中はリラックスして呼吸に意識を向けることが重要です。あごの力をゆるめて、ゆっくりと呼吸しましょう。目を閉じてもＯＫです！

郵便はがき

料金受取人払郵便

京都中央局
承認

3252

差出有効期間
2022年7月31日
まで

（切手は不要です）

601-8790

205

京都市南区西九条
北ノ内町十一

PHP研究所
家庭教育普及部
お客様アンケート係 行

1060

ご住所 □□□-□□□□ TEL：	
お名前	ご年齢 歳
メールアドレス	@

今後、PHPから各種ご案内やメルマガ、アンケートのお願いをお送りしてもよろしいでしょうか？ □YES □NO

＜個人情報の取り扱いについて＞
ご記入頂いたアンケートは、商品の企画や各種ご案内に利用し、その目的以外の利用はいたしません。なお、頂いたご意見はパンフレット等に無記名にて掲載させて頂く場合もあります。この件のお問い合わせにつきましては下記までご連絡ください。
（ＰＨＰ研究所 家庭教育普及部 TEL.075-681-8554 FAX.050-3606-4468）

PHPアンケートカード

PHP の商品をお求めいただきありがとうございます。
あなたの感想をぜひお聞かせください。

お買い上げいただいた本の題名は何ですか。

どこで購入されましたか。

ご購入された理由を教えてください。（複数回答可）

1 テーマ･内容　2 題名　3 作者　4 おすすめされた　5 表紙のデザイン
6 その他（　　　　　　　　　　　　　　　　　　　　　　　　　）

ご購入いただいていかがでしたか。

1 とてもよかった　2 よかった　3 ふつう　4 よくなかった　5 残念だった

ご感想などをご自由にお書きください。

あなたが今、欲しいと思う本のテーマや題名を教えてください。

こんな時には！

足の裏がつかない

からだが大きい人や股関節が硬い人は、足の裏がつかないことがあります。

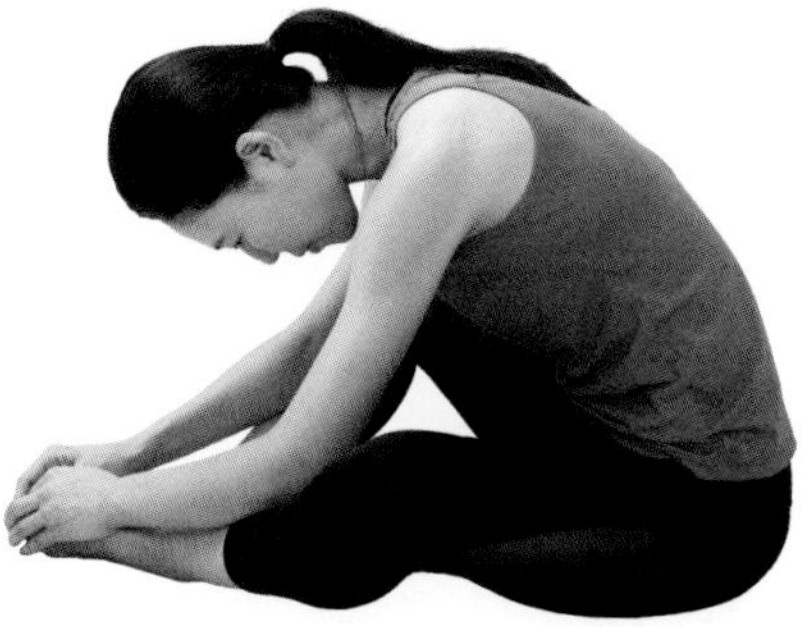

かかととからだの距離を離してみましょう。股関節への負荷が軽減され、がっせきしやすくなります。

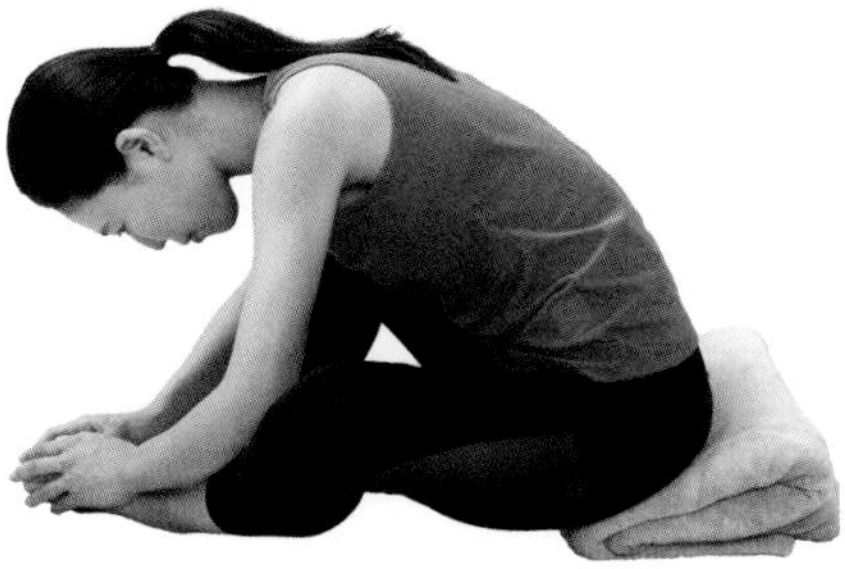

お尻の下にたたんだタオルケットなどを置いてみましょう。お尻が高くなると、らくになります。

前屈できない

無理にからだをたおさなくてもOKです。できるところでキープし、吐く呼吸に合わせて、からだの力を抜きましょう。「こうしなければならない」という気持ちが一番からだをこわばらせます。自分のからだに合わせて「気持ちのいい」ところを探してください。

 ※33ページの呼吸法を30秒行なってからすると効果的です

2 首回りの緊張をリセット！ 首コリほぐし

こりやすい首をほぐすポーズです。手のひらが触れることで安心感がもたらされます。また、呼吸が深まりやすいので大きなリラックス効果が得られるでしょう。手と頭が同時に押し合うことで首の深層部の筋肉にもアプローチできます。

1 手を頭にのせる

あぐらになり、右手のひらを頭の左側に添えます。

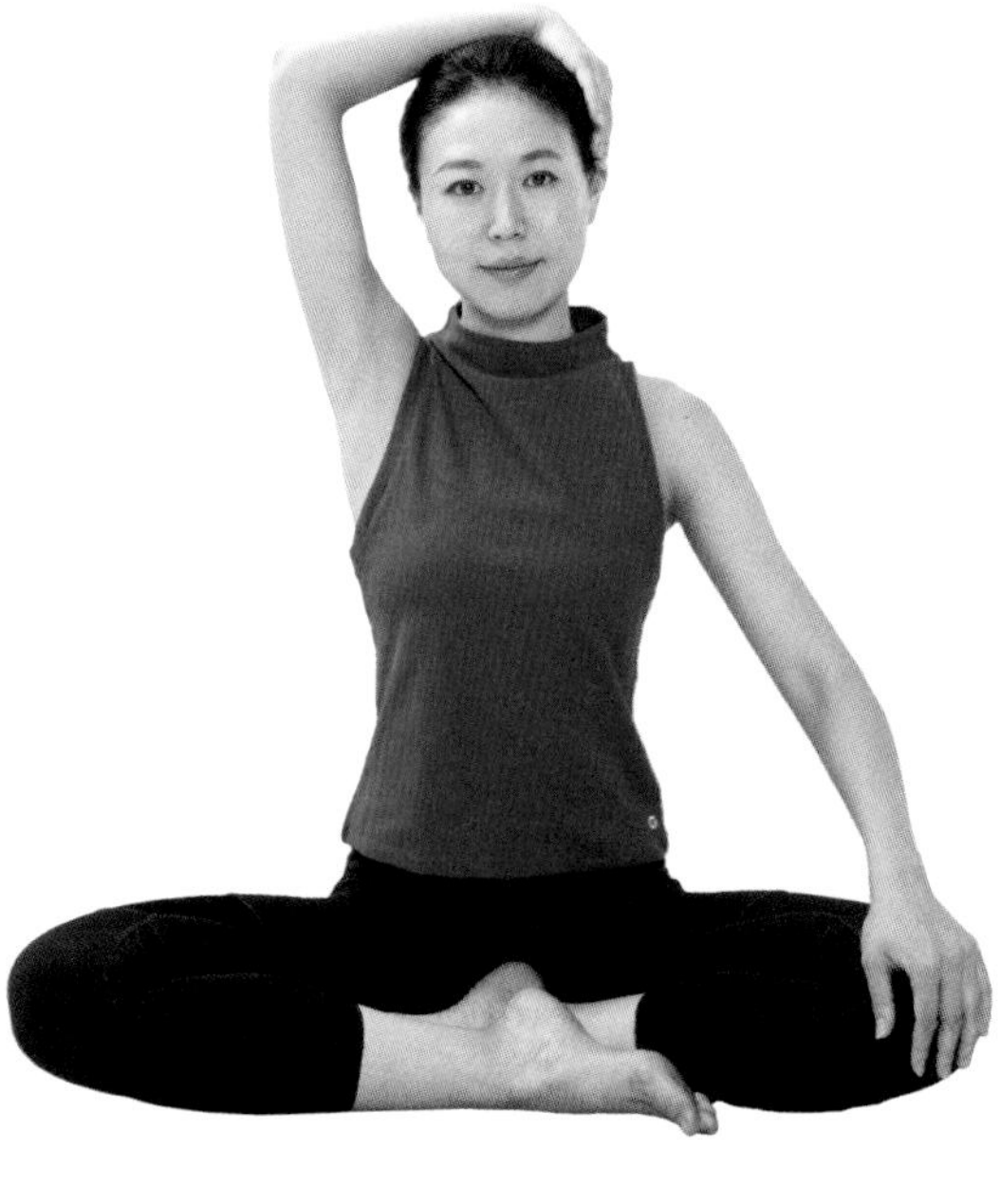

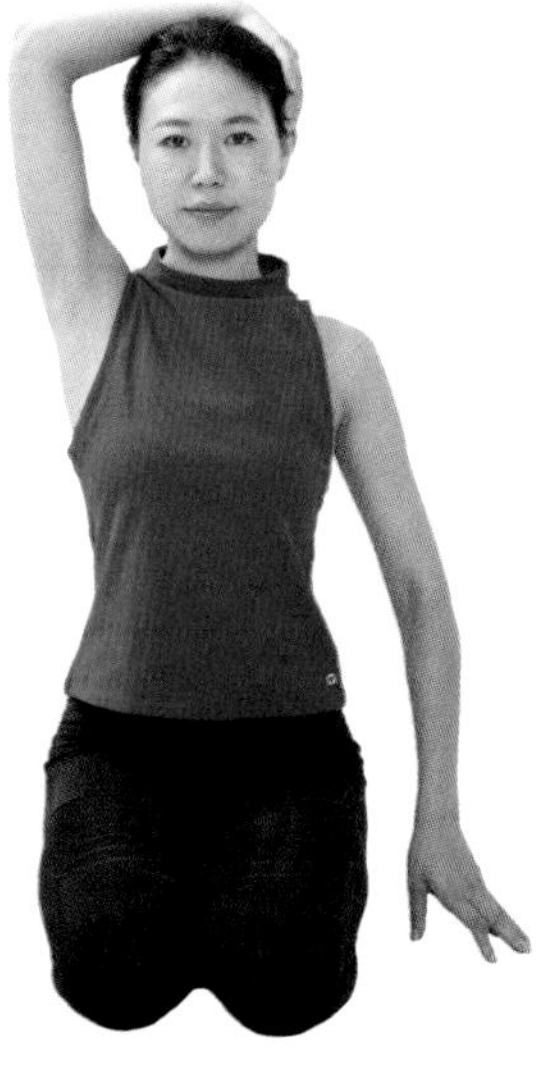

正座でもＯＫです。

2 首の左側の伸びを感じる（キープ）

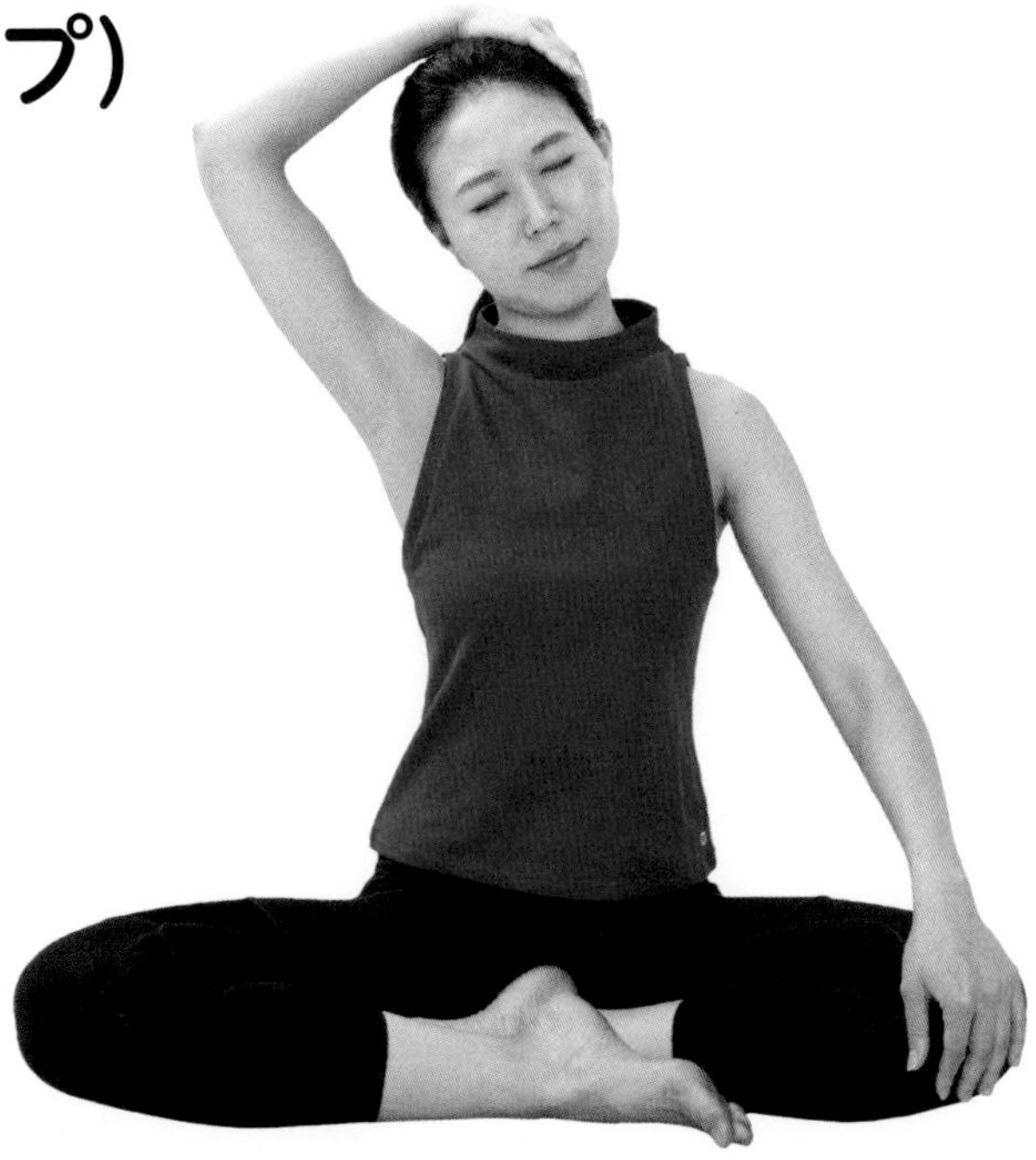

右腕の重さを感じながら、首の左側の伸びを感じ、**一呼吸**します。
できるだけ、あごの力をゆるめていきましょう。

✕NG

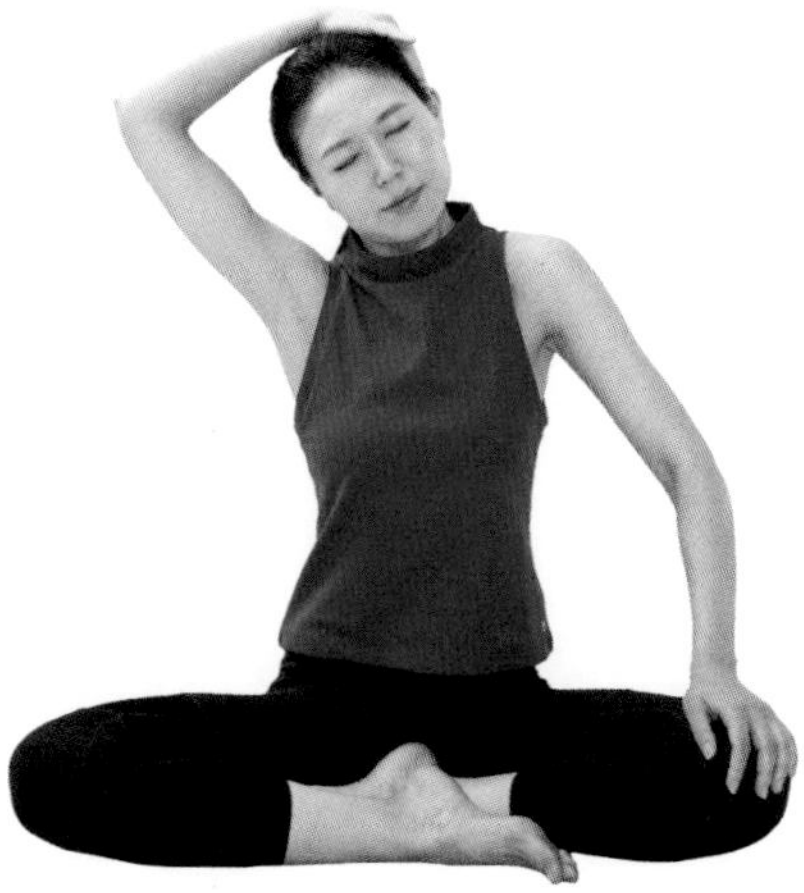

肩に力が入っています。
力を抜きましょう。

3 あごから真横の首筋を伸ばす（キープ）

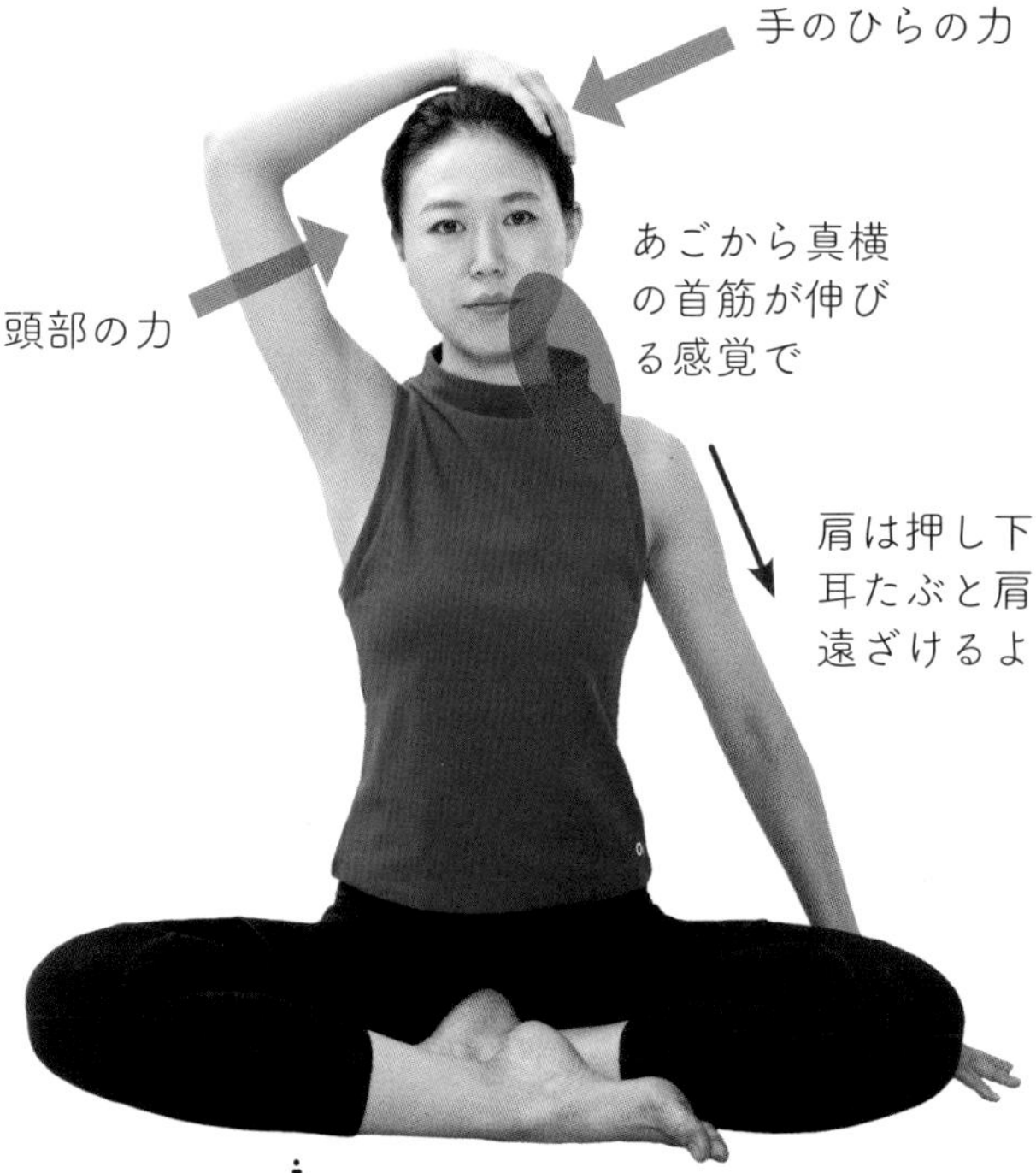
手のひらの力
側頭部の力
あごから真横
の首筋が伸び
る感覚で
肩は押し下げる。
耳たぶと肩を
遠ざけるように

手のひらの位置を３センチ頭頂部に移動させ、頭を少し起こします。
一息吸って、吐きながらゆっくりと押し合います。
首は繊細なので、全力の半分以下の力で問題ありません。
吸う息で力をゆるめて、吐く息で、再び押し合います。
これを２回繰り返します。

✖NG

首が前に傾いています。
正面を向きましょう。

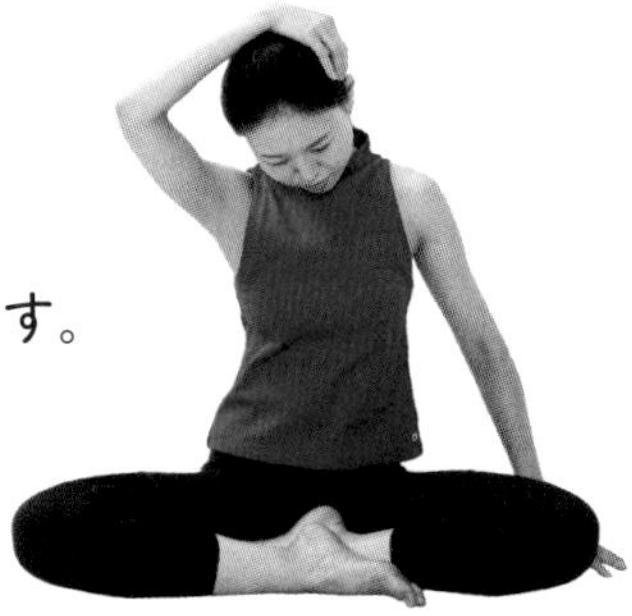

Point

手のひらで頭を強く押さないようにしましょう。水を含んだスポンジを押すようなイメージです。指先の力は抜きながら、指の腹と腕全体で頭を押していきます。
頭は無理に力を入れず、腕の力に抵抗するイメージで。この時、腕を下ろしているほうの肩は押し下げて、耳たぶから遠ざけましょう。

4　頭のつけねを伸ばす（キープ）

目線を斜め下（右の股関節のあたり）に向け、手のひらを後頭部の斜め後ろのあたりに添えます。

反対側の腕は斜め後ろに置きなおしましょう。

背筋を伸ばし、一息吸って、吐きながらゆっくりと後頭部の手のひらの触れている部分と手のひらを押し合います。

吸う息で力をゆるめて、吐く息で、再び押し合います。

これを２回繰り返します。

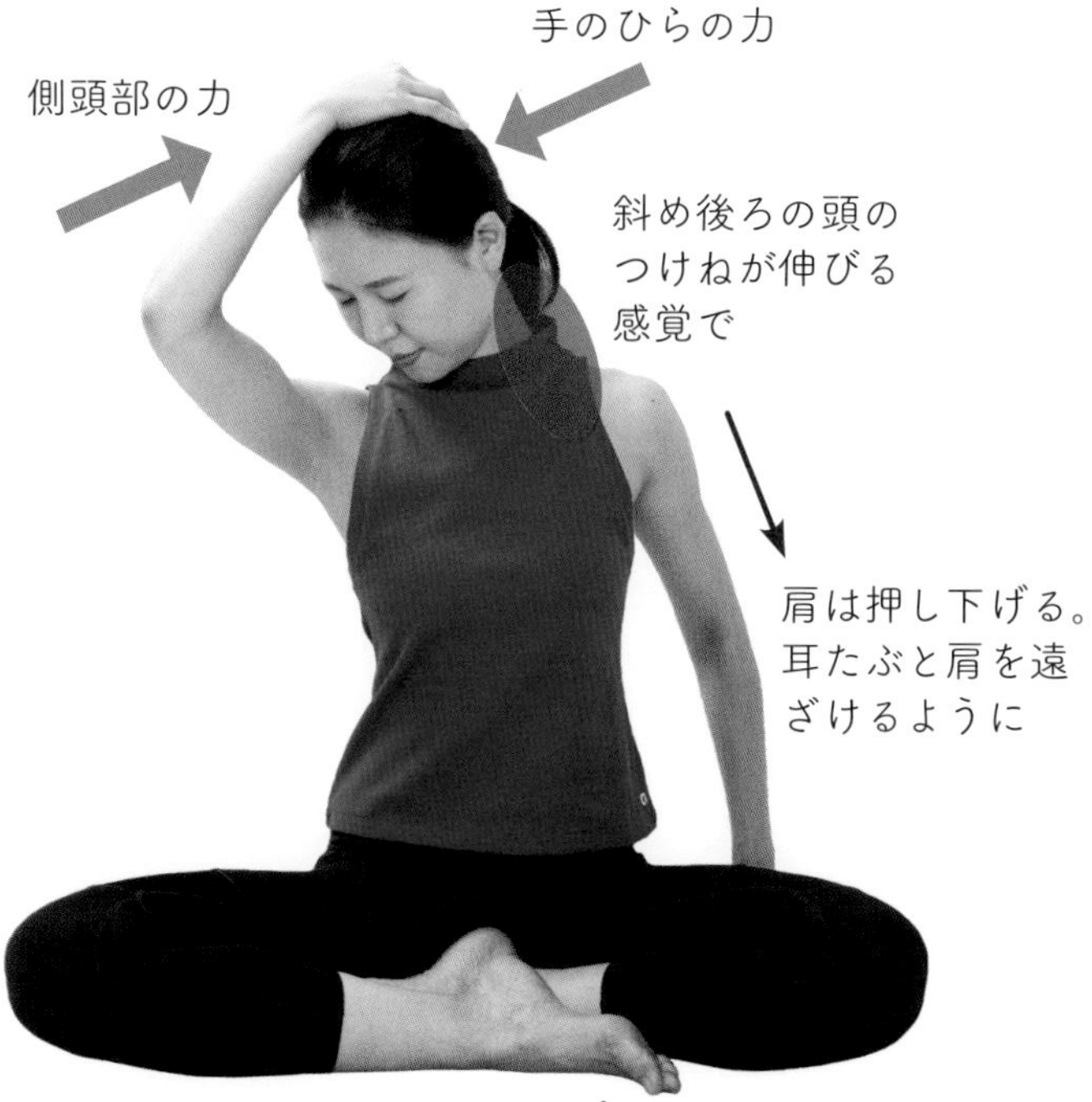

手のひらの力
側頭部の力
斜め後ろの頭の
つけねが伸びる
感覚で
肩は押し下げる。
耳たぶと肩を遠
ざけるように

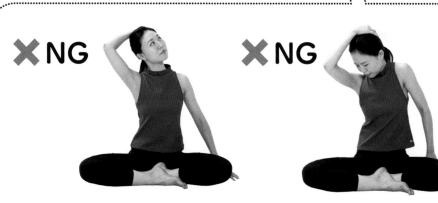

×NG

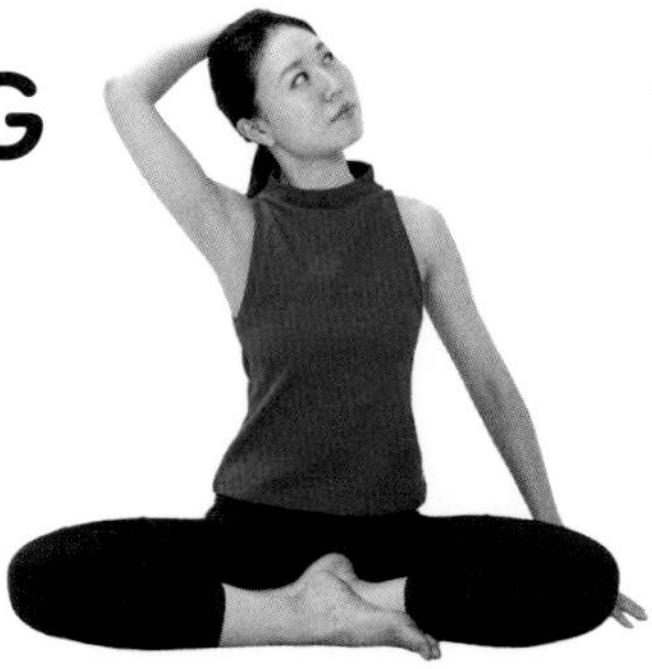

目線が違う方向を向いています。斜め下を向きましょう。

×NG

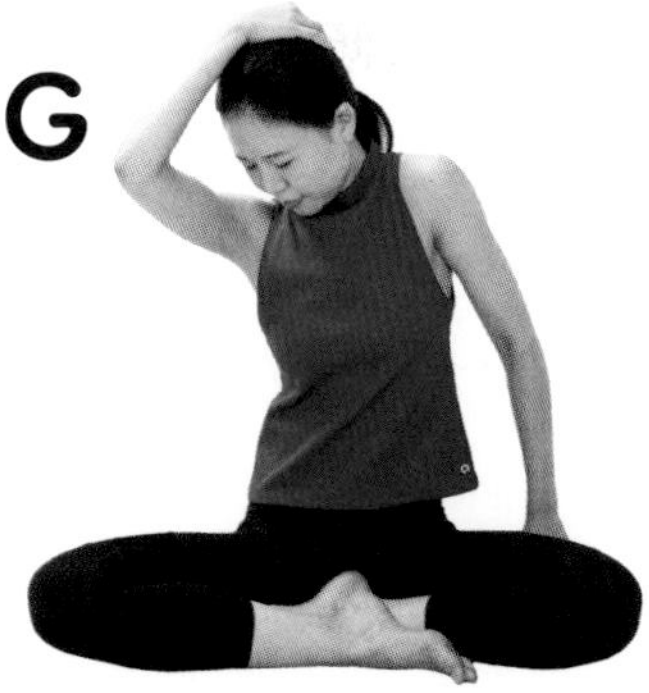

肩に力が入っています。力を抜きましょう。

5 首がほぐれた 気持ちのよさを感じる

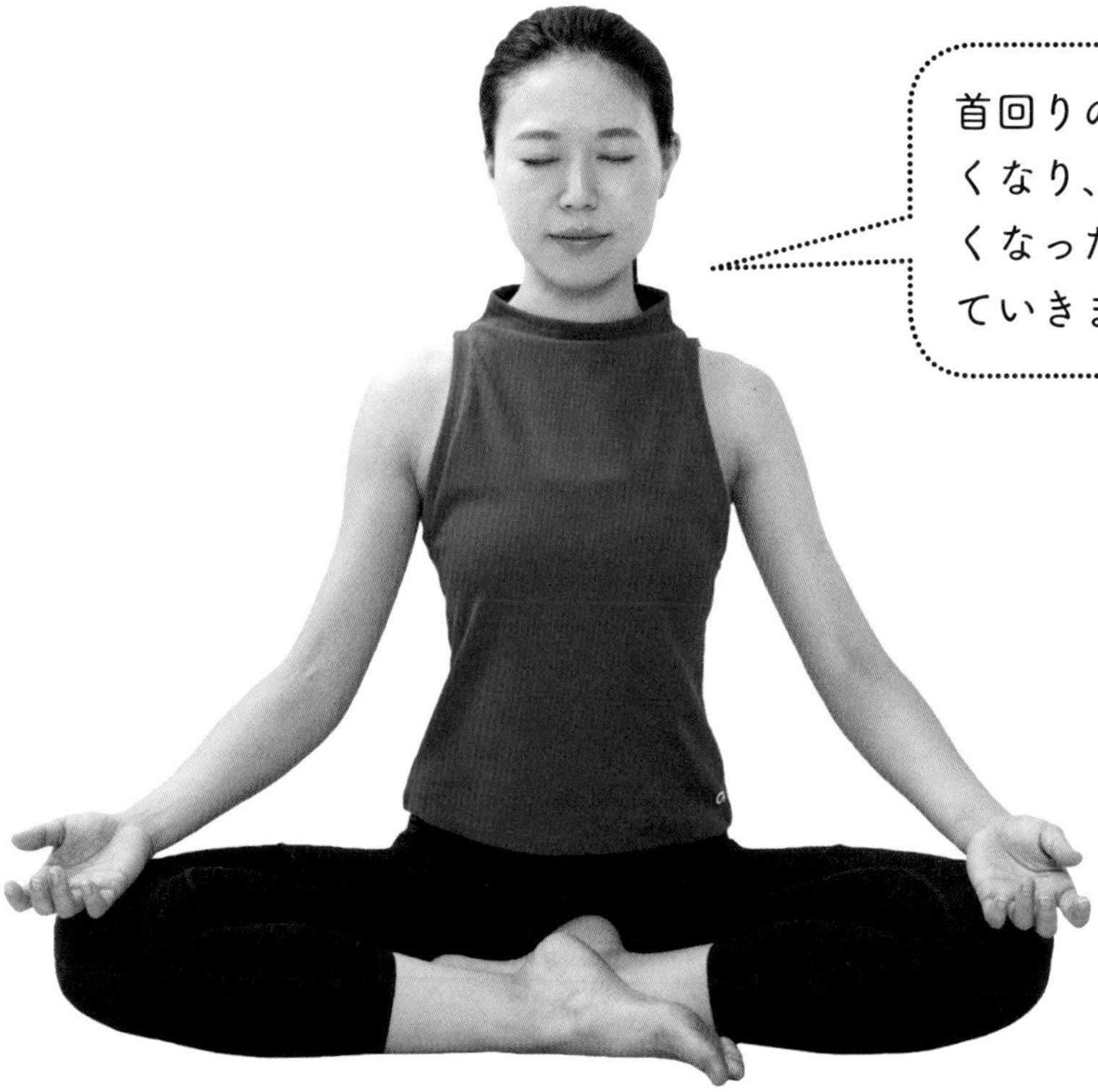

首回りの血流がよくなり、あたたかくなったのを感じていきましょう。

ゆっくりと頭を起こして、手をほどきます。

次に、左手を頭にのせ、反対側も同様に行ないます

こんな時には！

！ 手のひらが耳に届かない

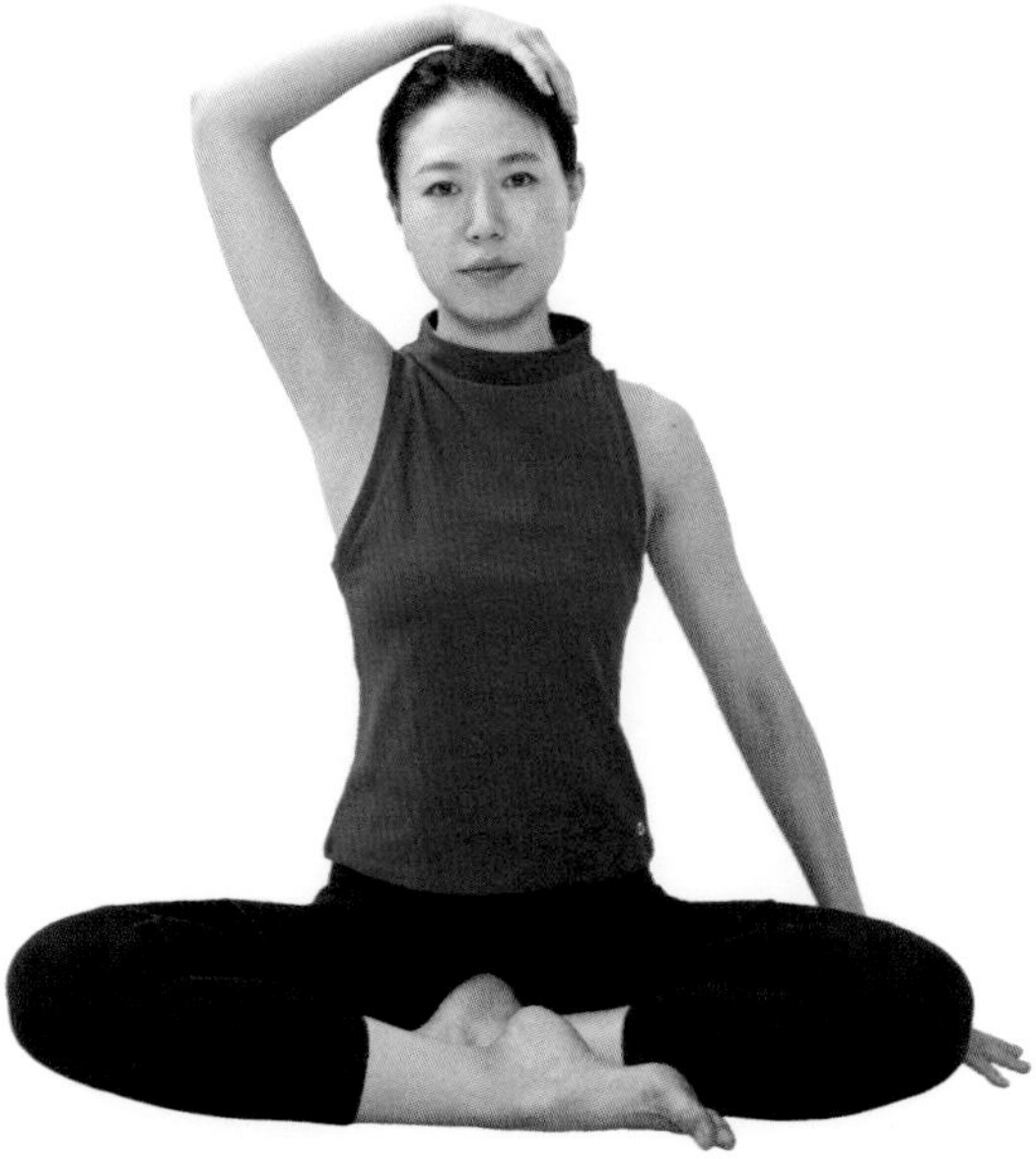

耳の上のあたりにつけば問題ありません。できるところで行なってみましょう。

！！ あぐらが組めない

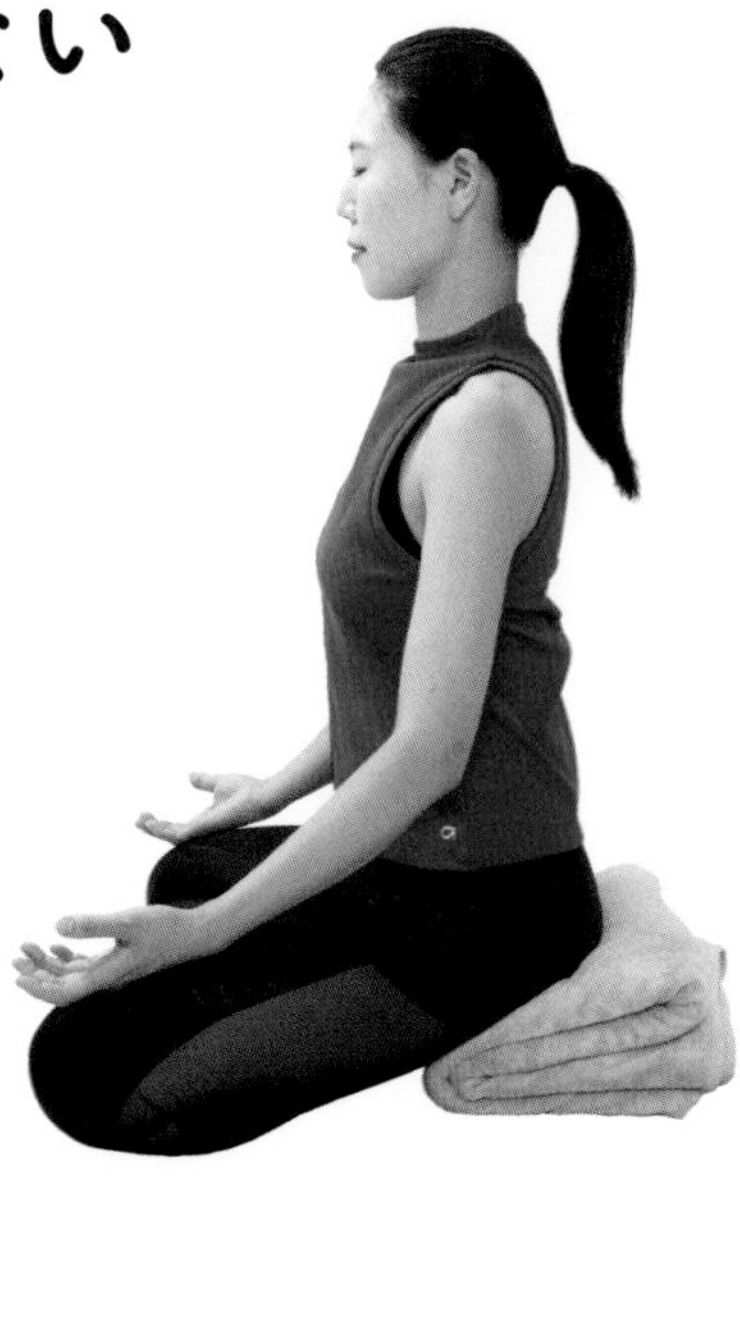

下にタオルケットやクッションを置き、お尻の位置を上げてみましょう。ひざが腰よりも低い位置になるように注意。ひざが上がってしまう場合は、いすの上で行なってみましょう。足を組まずに腰幅程度に開いて、足の裏を床につけ、下半身を安定させます。

！！！ 首が痛い

首が痛い場合は、このストレッチはお休みしましょう。

※33ページの呼吸法を30秒行なってから
すると効果的です

3 簡単なのにリラックス効果抜群！ チャイルドポーズ

正座をしてうつぶせになるだけ。とても簡単なのに、子どものように小さくなることで、深いリラックス効果が得られます。お腹を圧迫しながら腹式呼吸をするので絶妙な腹圧がかかり、自律神経のバランスを整え、安眠へと導いてくれます。

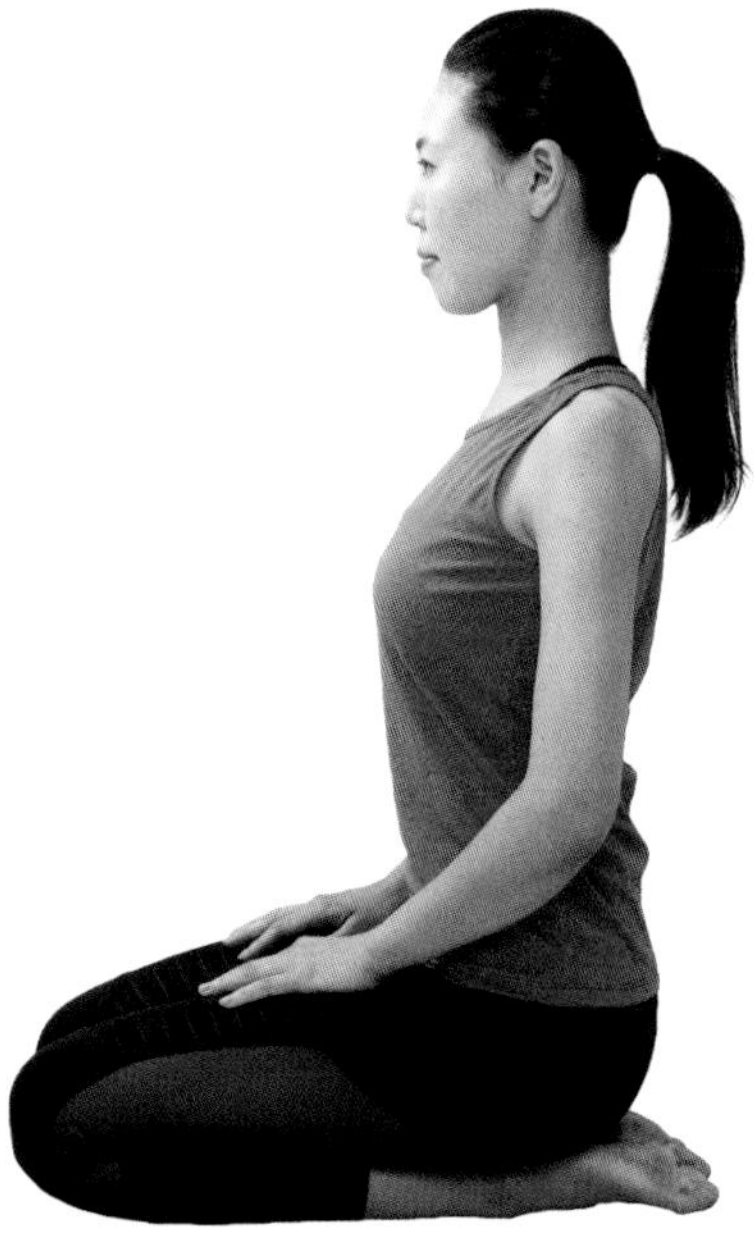

1 正座する

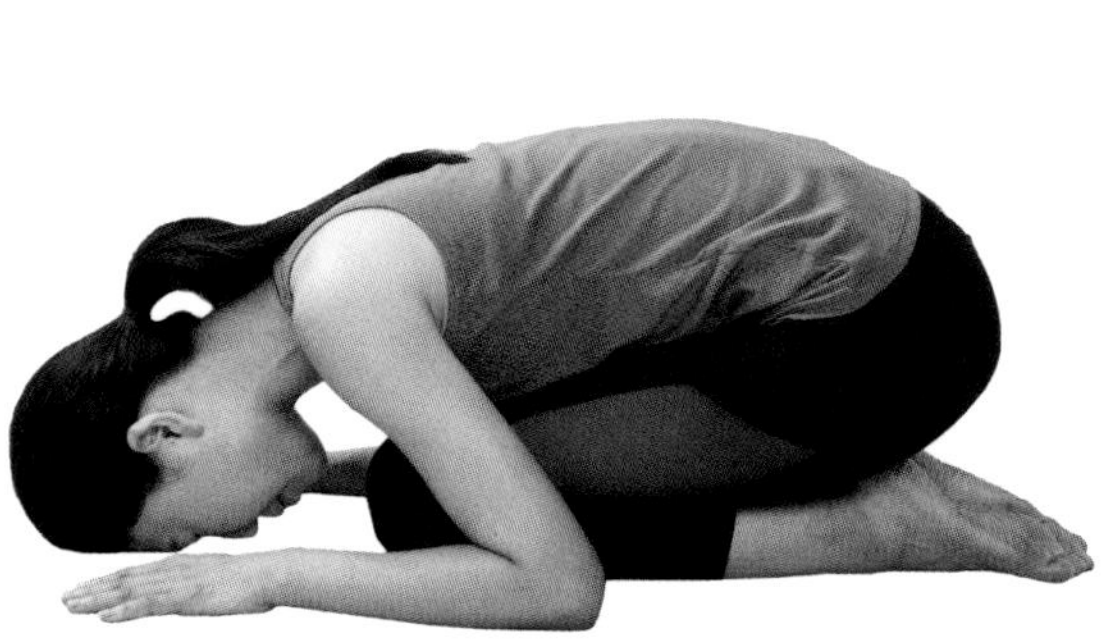

2 ひたいを床につける

3 両腕を重ね、ひたいをのせる（キープ）

両腕を重ねてひたいをのせ、**5呼吸**しましょう。

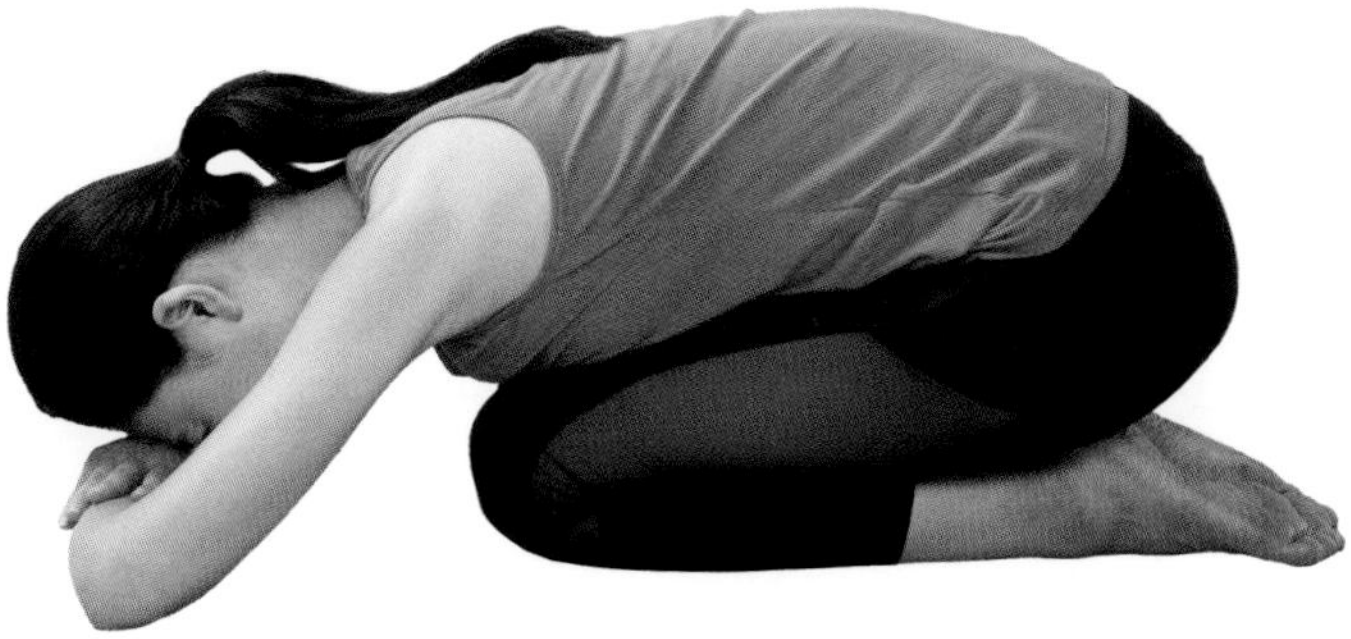

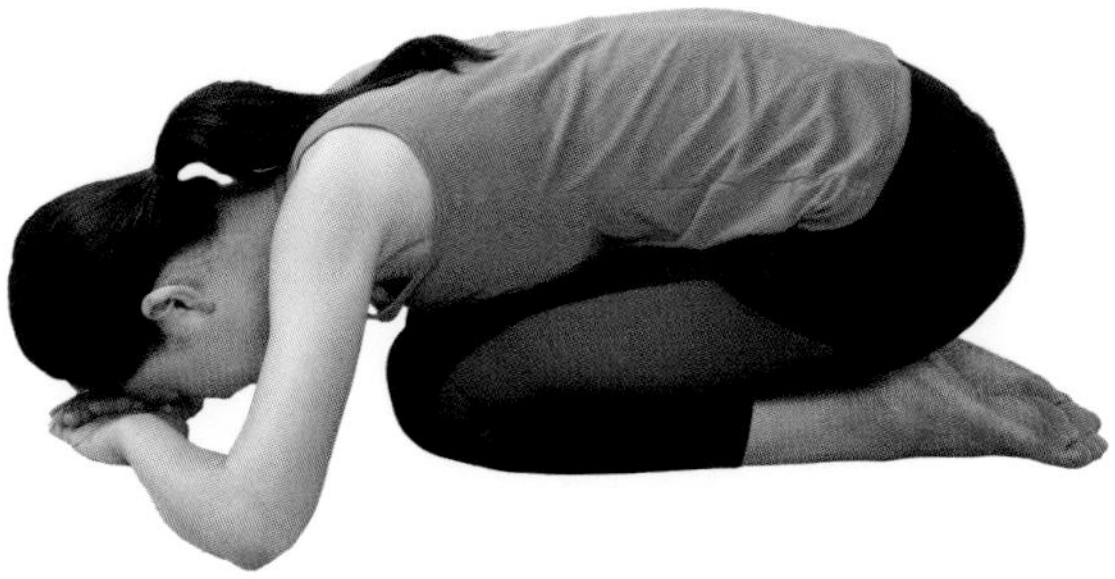

肩が上がらないようにしましょう。
腕が重なりにくい場合は、手のひらを重ねてもOKです。

Point

肩や腕に違和感があれば置きなおしましょう。
また、できそうなら2のあとに次ページのようなポーズをしてもいいでしょう。

バリエーション

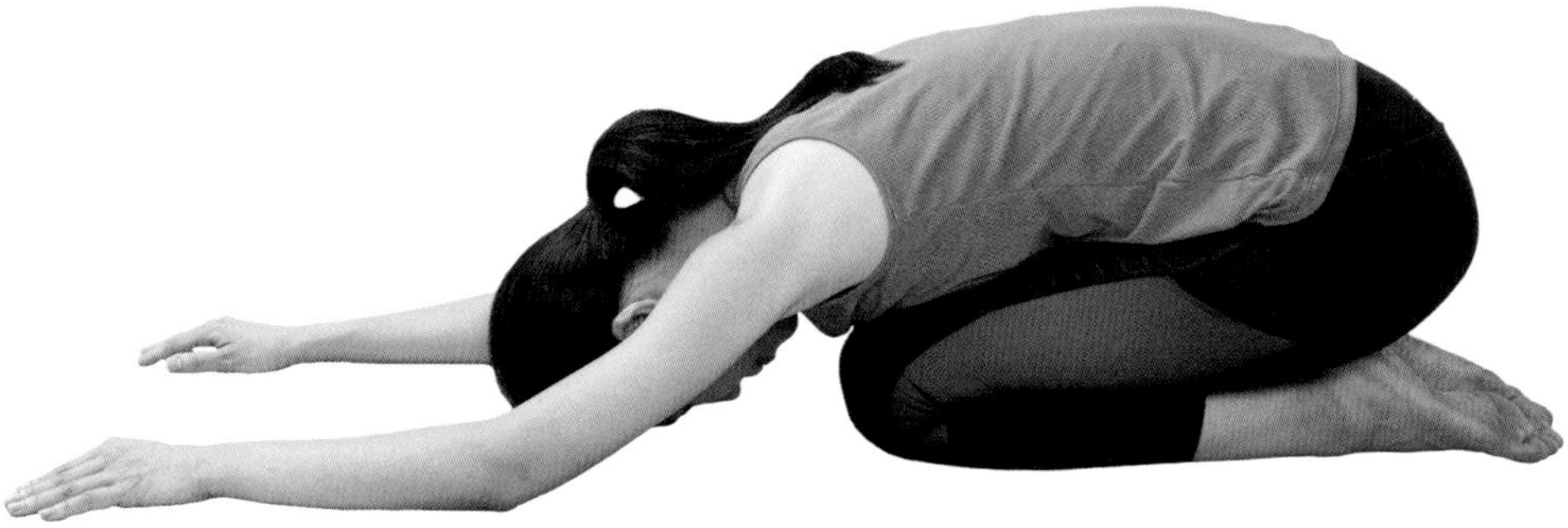

腕を重ねず、腕を伸ばして**5呼吸**しましょう。

効果抜群で、もっともリラックスできるポーズです。

OR

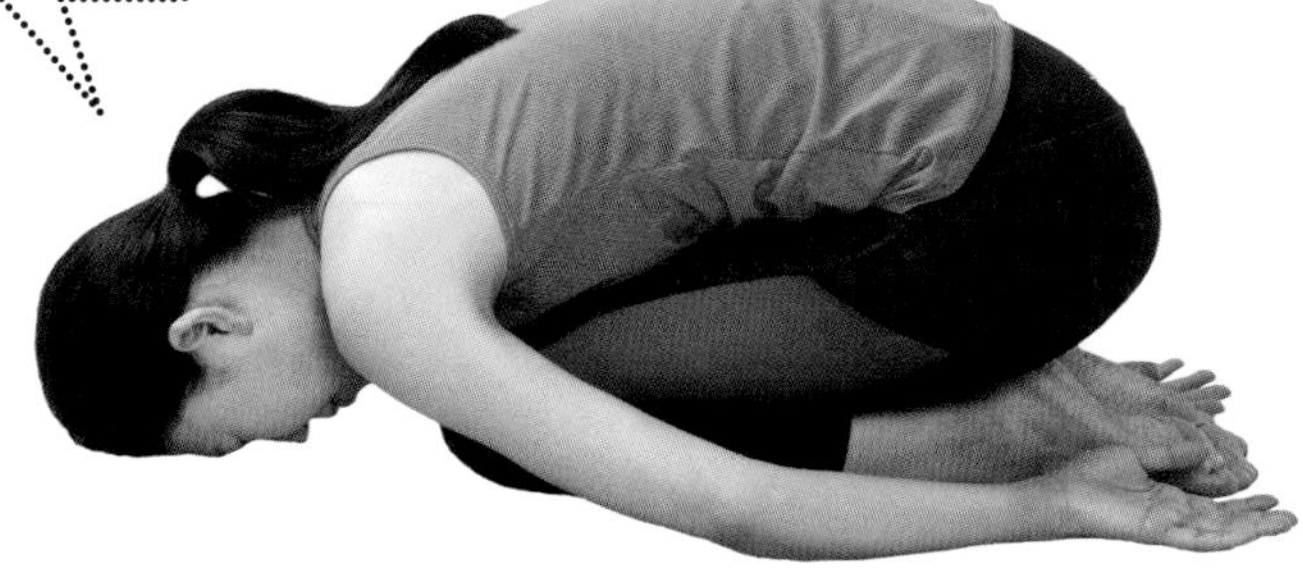

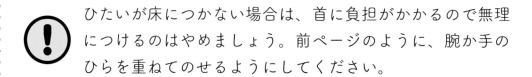

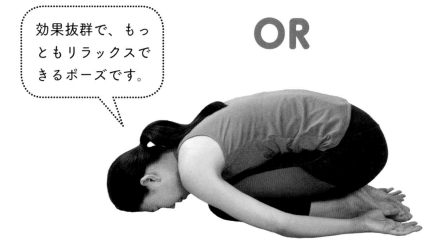

両手をかかとのほうに伸ばし、手のひらを上に向けて**5呼吸**しましょう。

! ひたいが床につかない場合は、首に負担がかかるので無理につけるのはやめましょう。前ページのように、腕か手のひらを重ねてのせるようにしてください。

こんな時には！

正座ができない

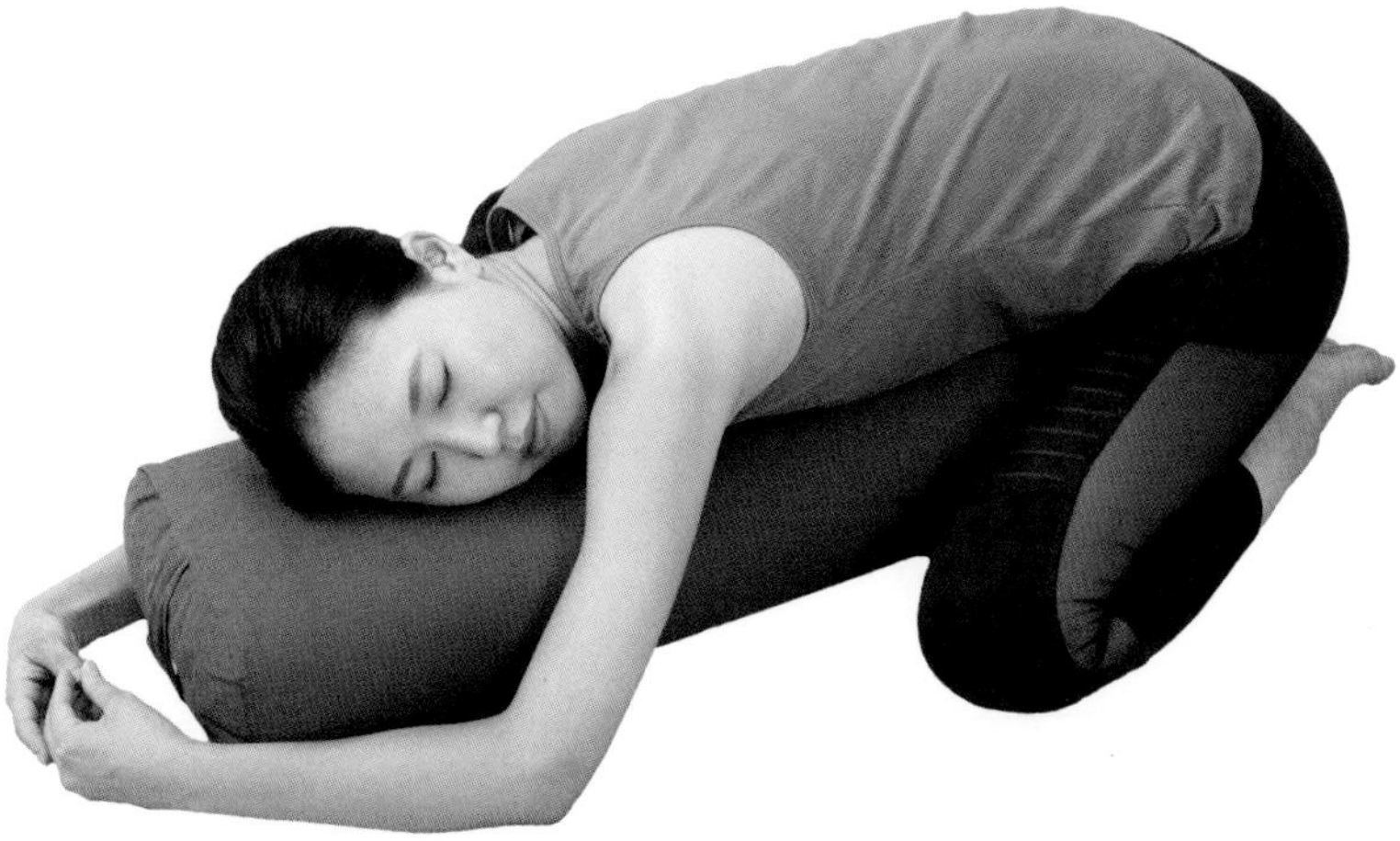

下半身に痛みがあるなどして正座ができない場合は、高さのある硬めの枕を置きましょう。座布団を重ねてもＯＫです。この時、顔は横向きにしてください。

リラックスできない（頭がもやもやする）

呼吸に意識を向けましょう。胸やお腹《なか》にからだの重さがかかっているのを感じながら、吸って吐いての呼吸のことだけを考えます。

起き上がるのがだるい

リラックス効果の高いポーズで、いい感じに心身がゆるんでいる証拠です。そのまますぐに布団に入りましょう。

寝る前1分のストレッチ④

※33ページの呼吸法を30秒行なってから
すると効果的です

4 布団の上で行ないそのまま入眠！ ガス抜きのポーズ

仰向けになって心身をゆるめていくポーズです。腹式呼吸が深まることでリラックス効果が高まります。ひざやももの重さを感じながら行ないましょう。布団の上でできるので、そのまま心地よい眠りへ入っていけます。腸を刺激するのでお通じにもよいのです。

1 仰向けで右ひざをかかえる

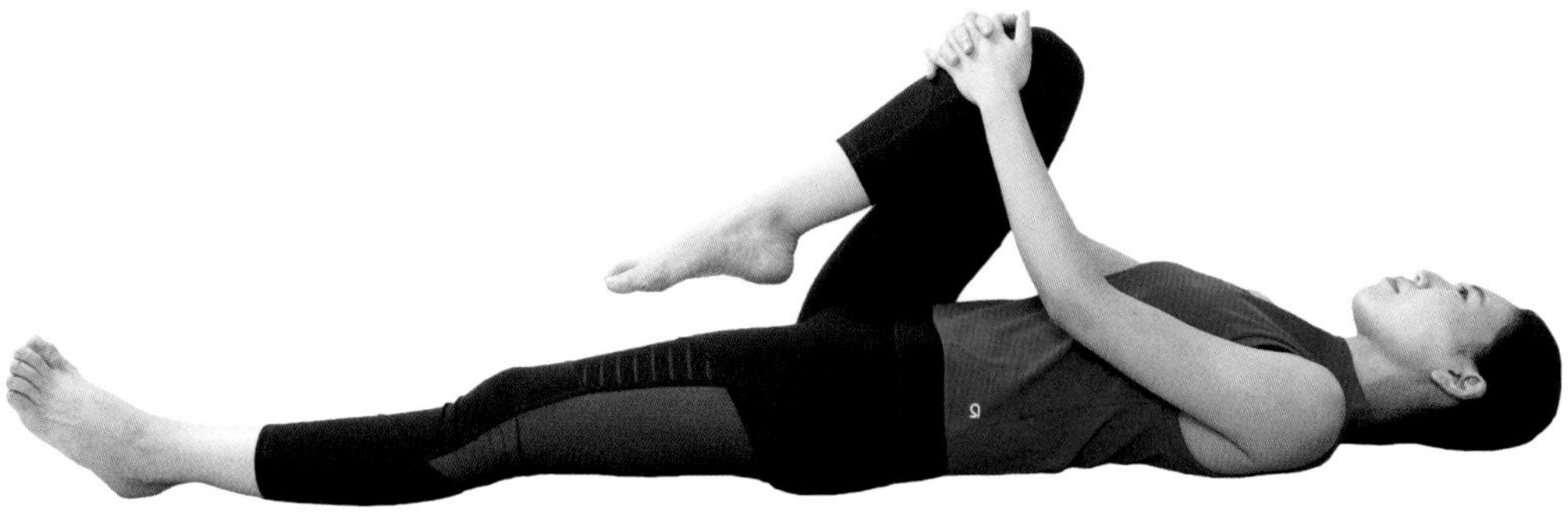

仰向けになり、右ひざを曲げて両手でかかえこみます。

2 吸う息で、ひざを遠ざける

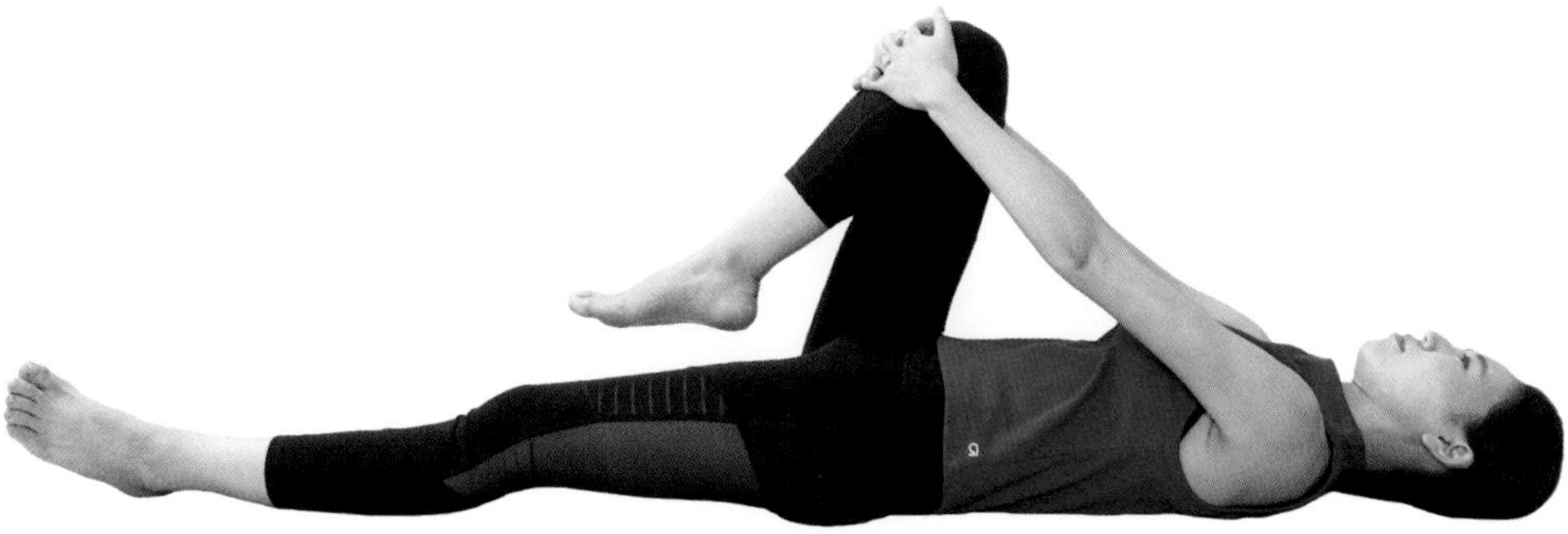

吸う息で腕の力をゆるめて、ひざを顔から遠ざけ、お腹《なか》をふくらませましょう。

↓

吐く息で、ひざをひきよせる

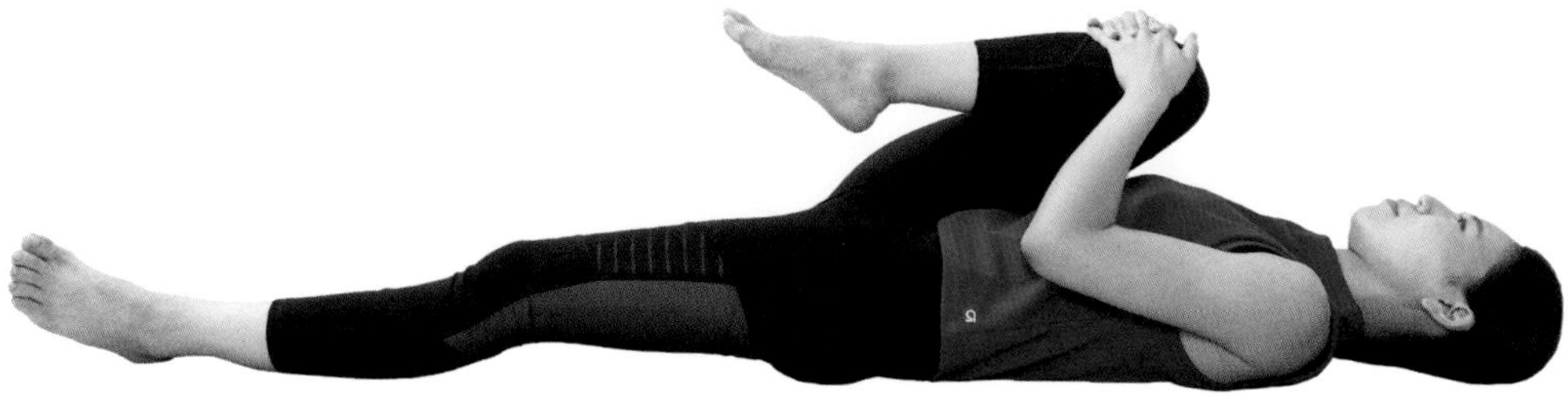

吐く息で、ひざをひきよせます。ももとお腹がピタッとくっつくのが理想です。

2（キープ）を3呼吸くりかえしましょう

3 右ひざを解放し、左ひざをかかえる

同様に、左ひざを曲げて
両手でかかえこみます。

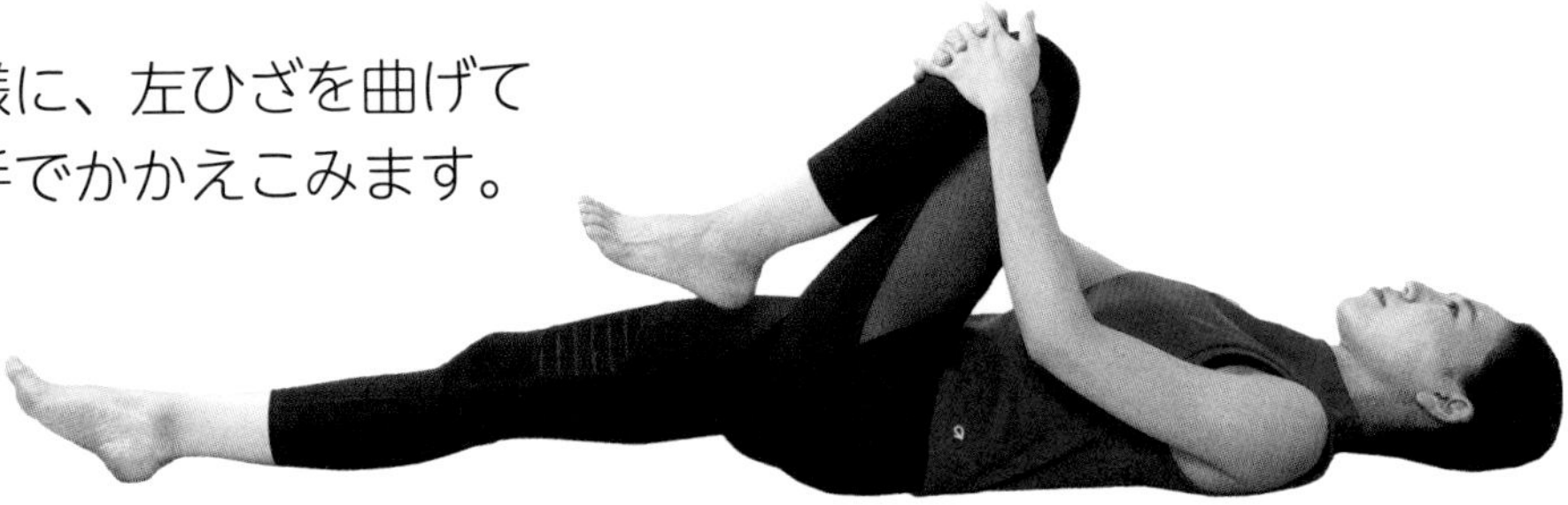

4 吸う息で、ひざを遠ざける

吸う息で腕の力をゆるめて、
ひざを顔から遠ざけ、お腹を
ふくらませましょう。

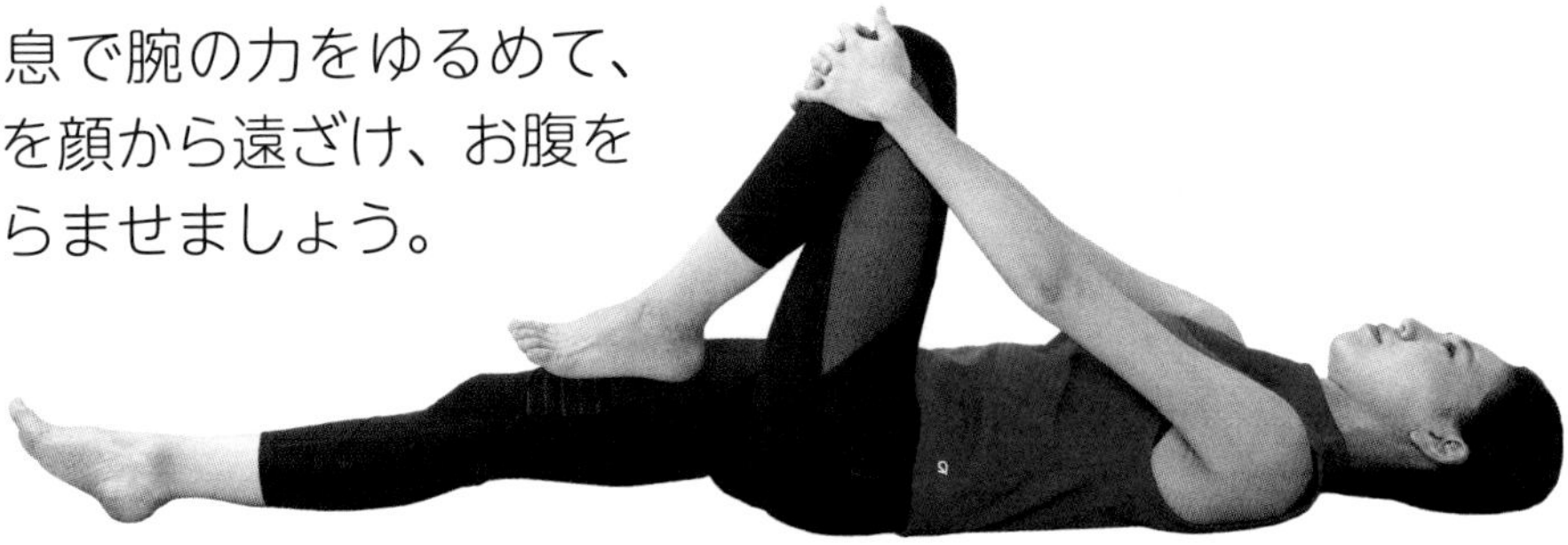

↓

吐く息で、ひざをひきよせる

息を吐いてひざをひきよせ
ます。ももとお腹がピタッ
とくっつくのが理想です。

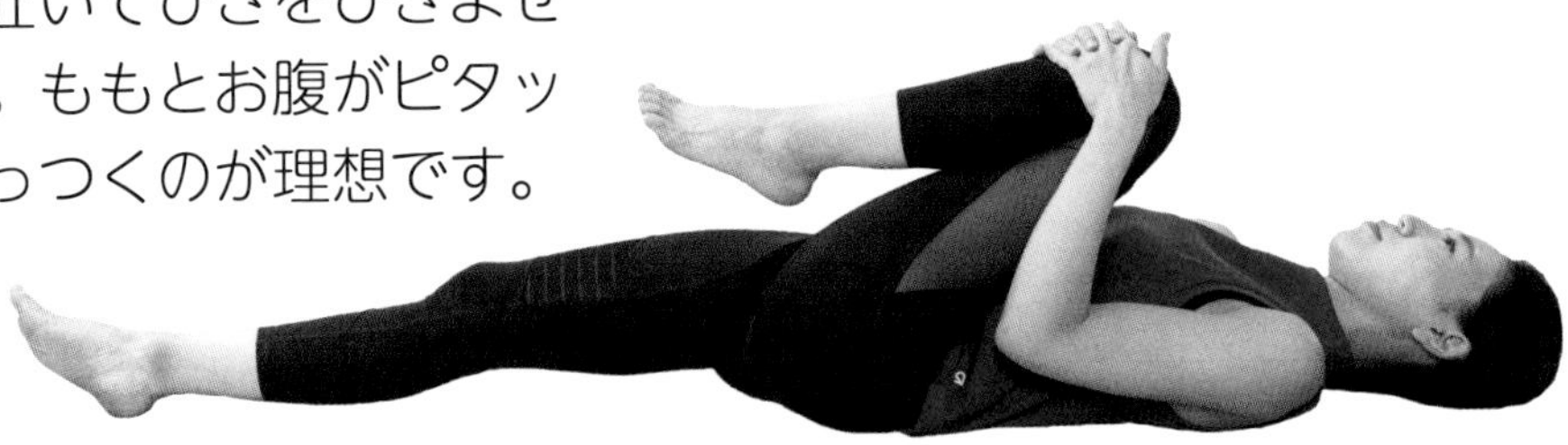

4（キープ）を3呼吸くりかえしましょう

5 左ひざを解放し、両ひざをかかえる

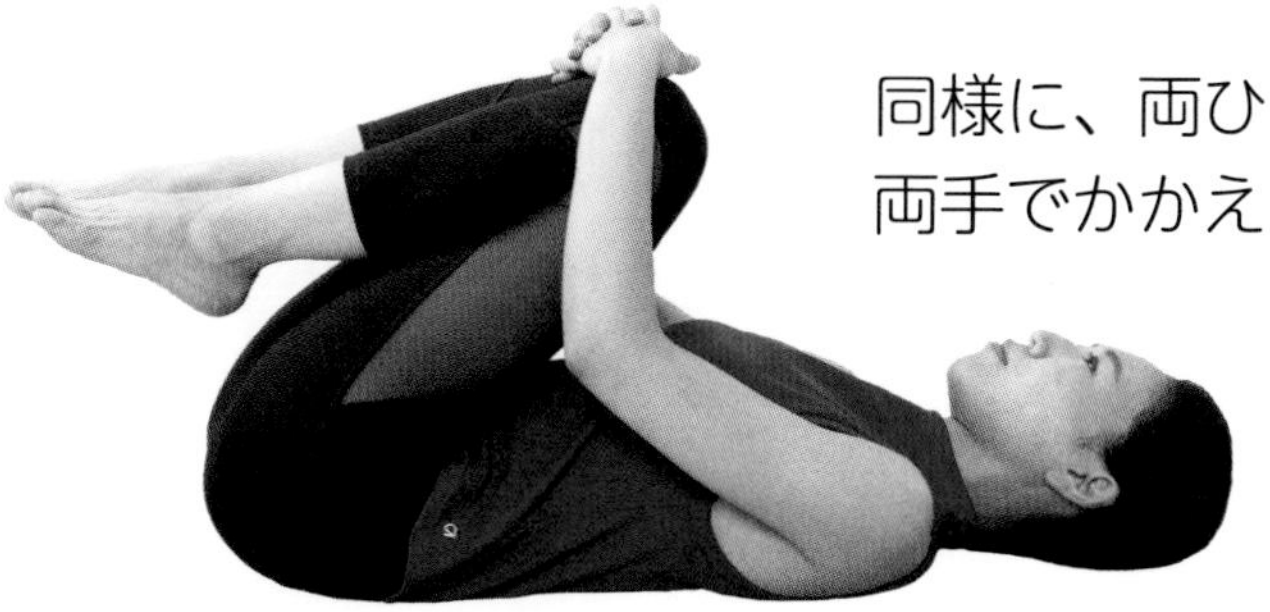

同様に、両ひざを曲げて両手でかかえこみます。

6 吸う息で、ひざを遠ざける

吸う息で腕の力をゆるめて、ひざを顔から遠ざけ、お腹をふくらませましょう。

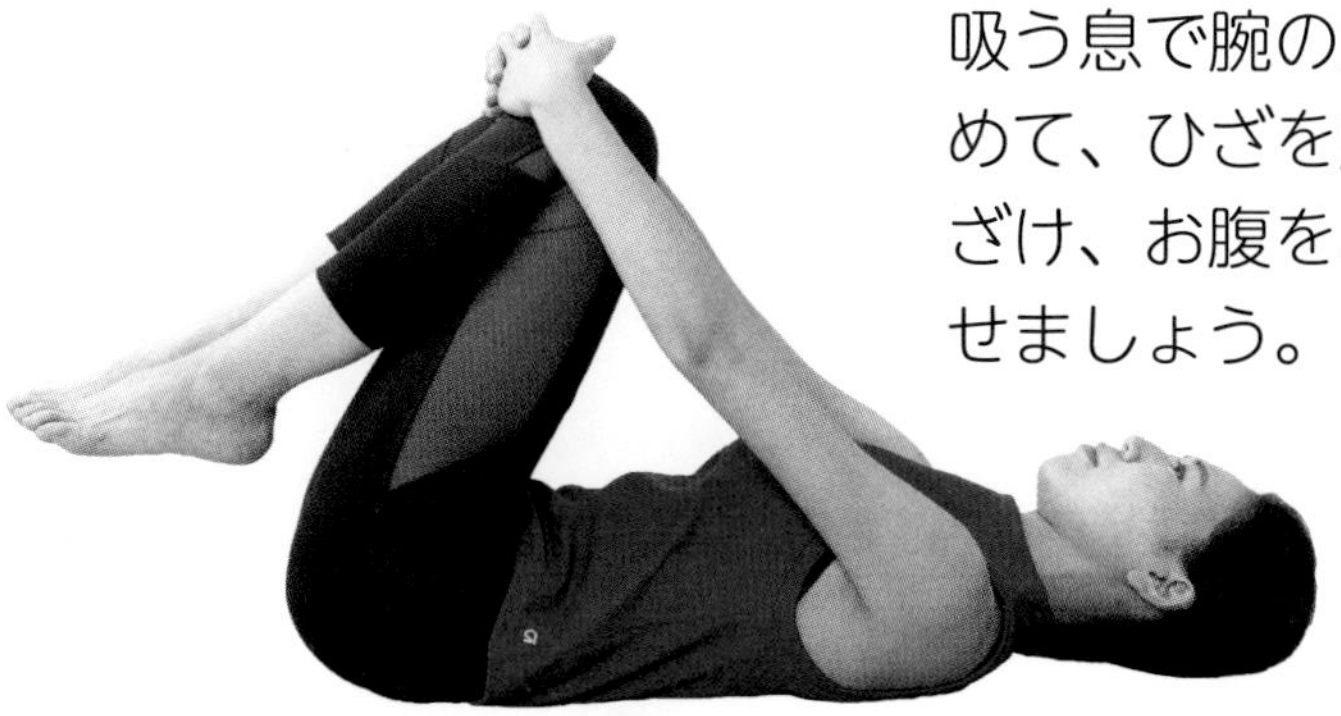

吐く息で、ひざをひきよせる

息を吐いてひざをひきよせます。

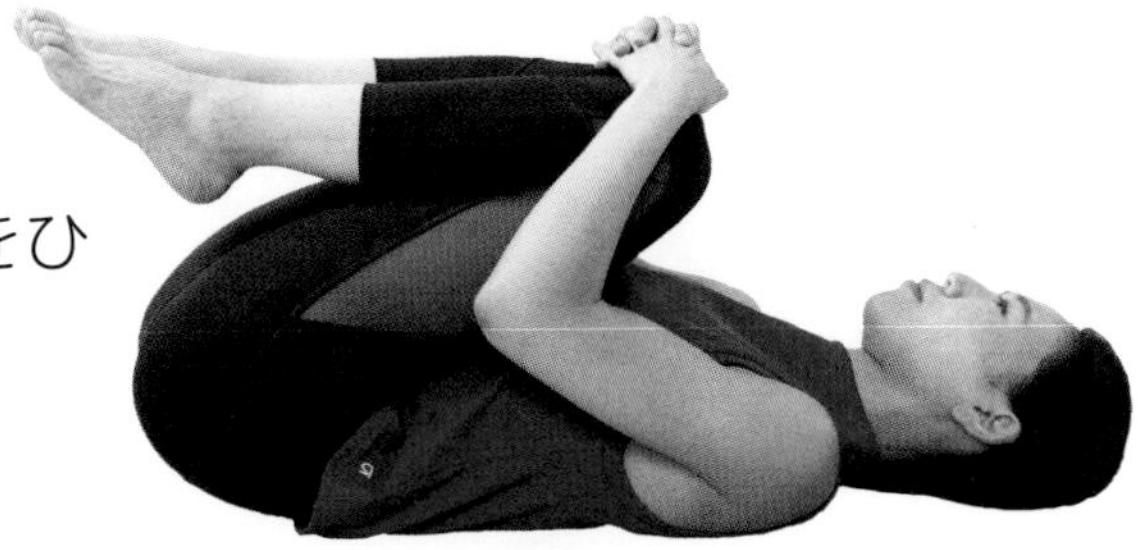

6（キープ）を3呼吸くりかえしましょう

首を痛めている人は、**6**で終了しましょう

7 ひたいをひざに近づける

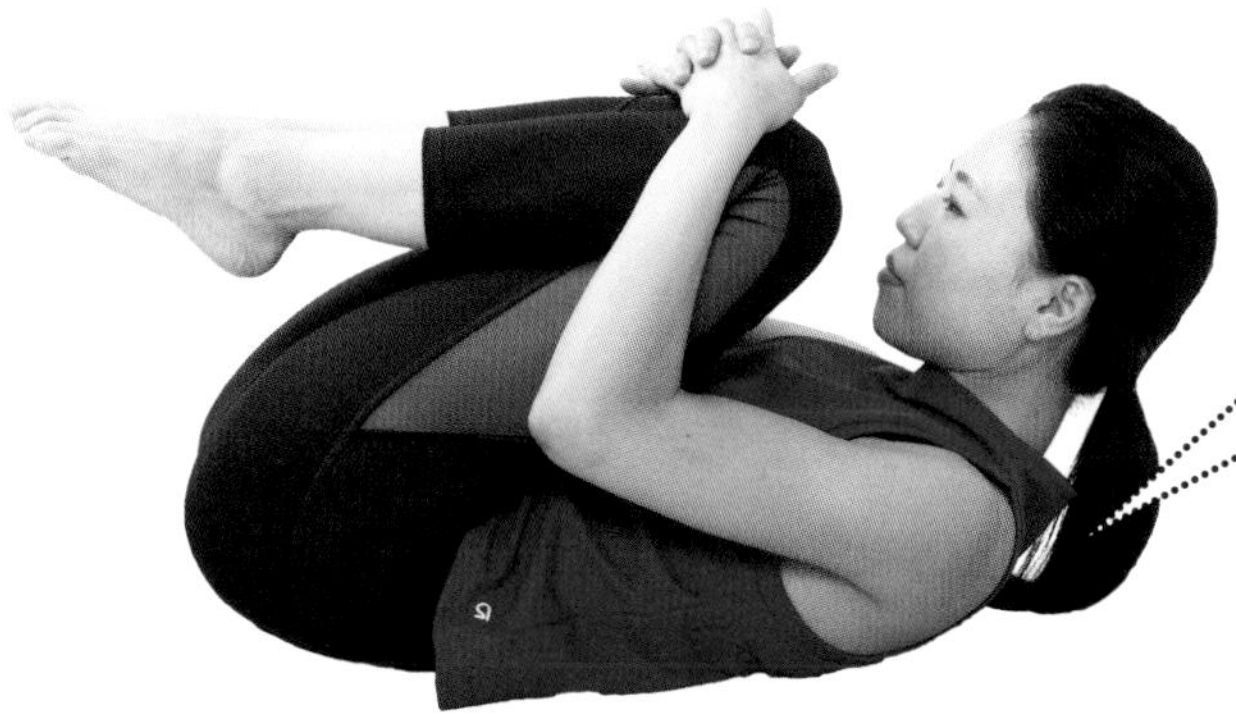

この時、肩が上がらないように注意しましょう。

吐く息で頭を持ち上げ、ひざに近づけます。

↓

ゆっくりと手足をほどく

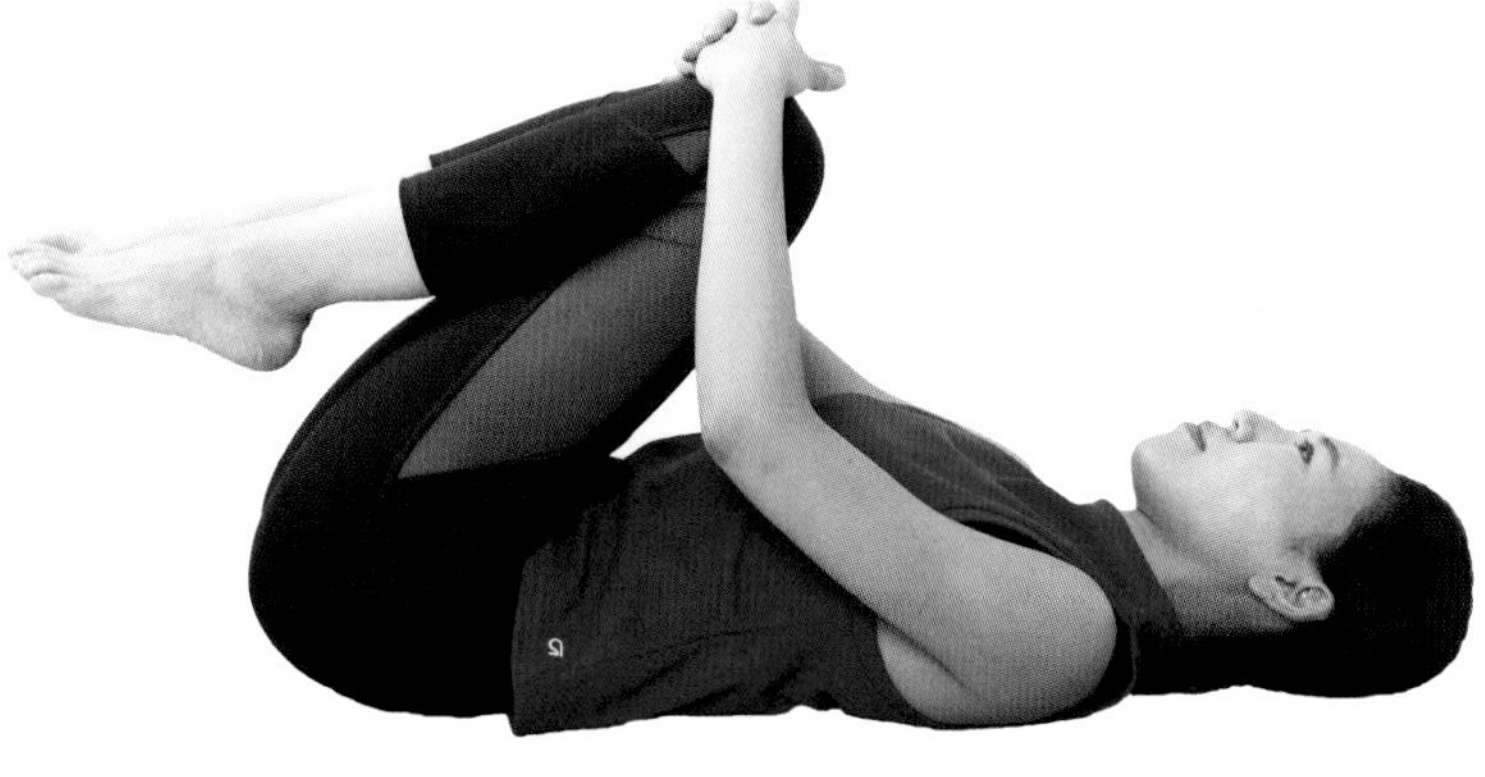

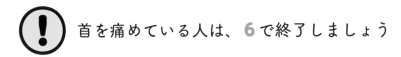

吸う息で頭を下ろし、ゆっくりと手足をほどきます。

こんな時には！

! ひざがかかえられない

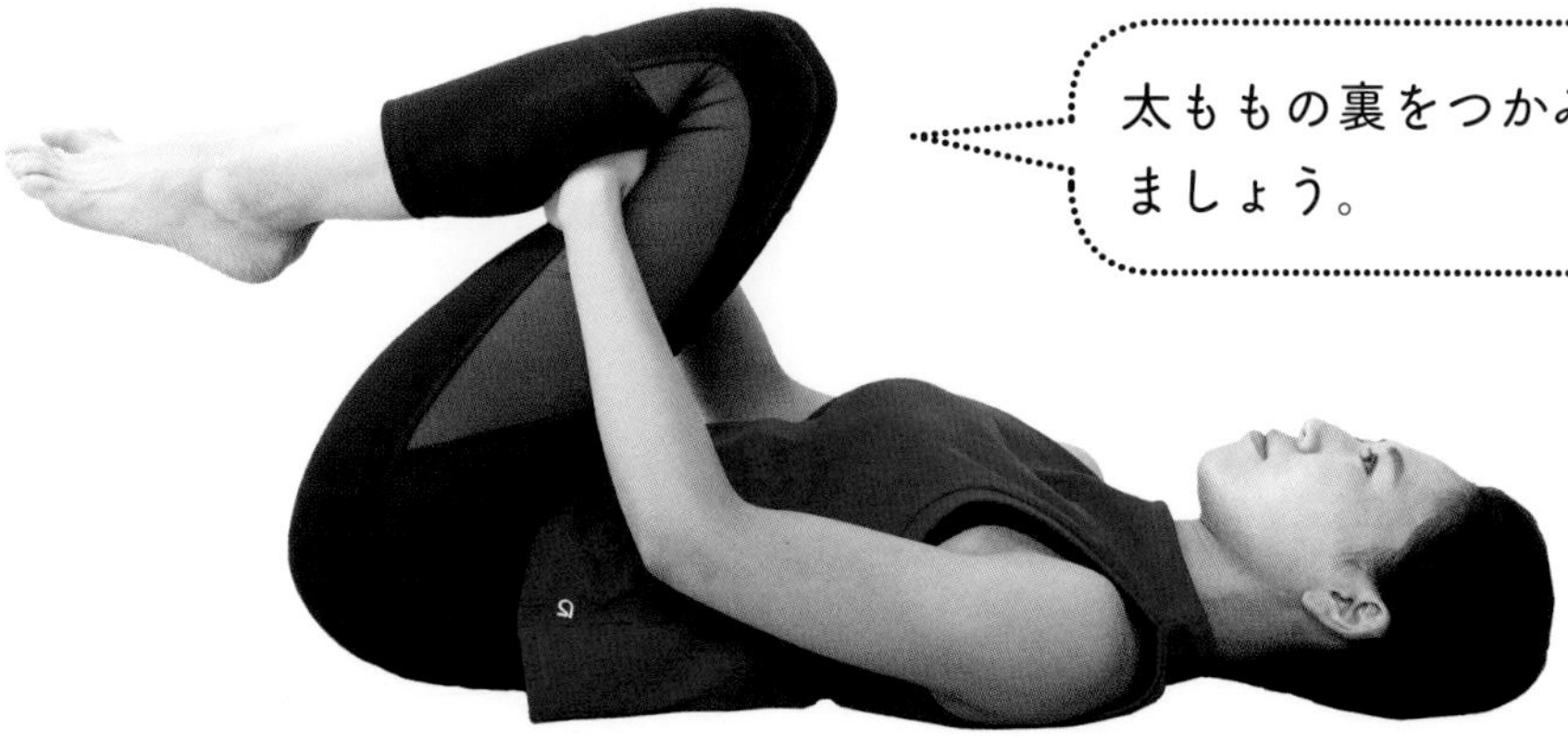

太ももの裏をつかみましょう。

!! 呼吸が速くなってしまう

あごの力をゆるめ、肩や首もリラックスさせてください。からだが緊張していると呼吸が浅く速くなりやすいのです。

!!! 腰が痛い

じゅうたんや布団など柔らかいところで行なってみてください。皮膚近くでなくもっと内側が痛む場合は「ガス抜きのポーズ」は行なわず、「チャイルドポーズ」のバリエーション（46ページ）をしましょう。

※33ページの呼吸法を30秒行なってから
すると効果的です

5 うつぶせ呼吸で絶妙なリラックス効果を ワニのポーズ

うつぶせで腹式呼吸をすると、体重がお腹にかかって絶妙なリラックス効果が生まれます。また足を開くことで、股関節や腰回りをほぐし、血行をよくします。腰や股関節が痛い場合は、足を開かなくてもうつぶせになるだけでリラックス効果があります。

1 うつぶせになる

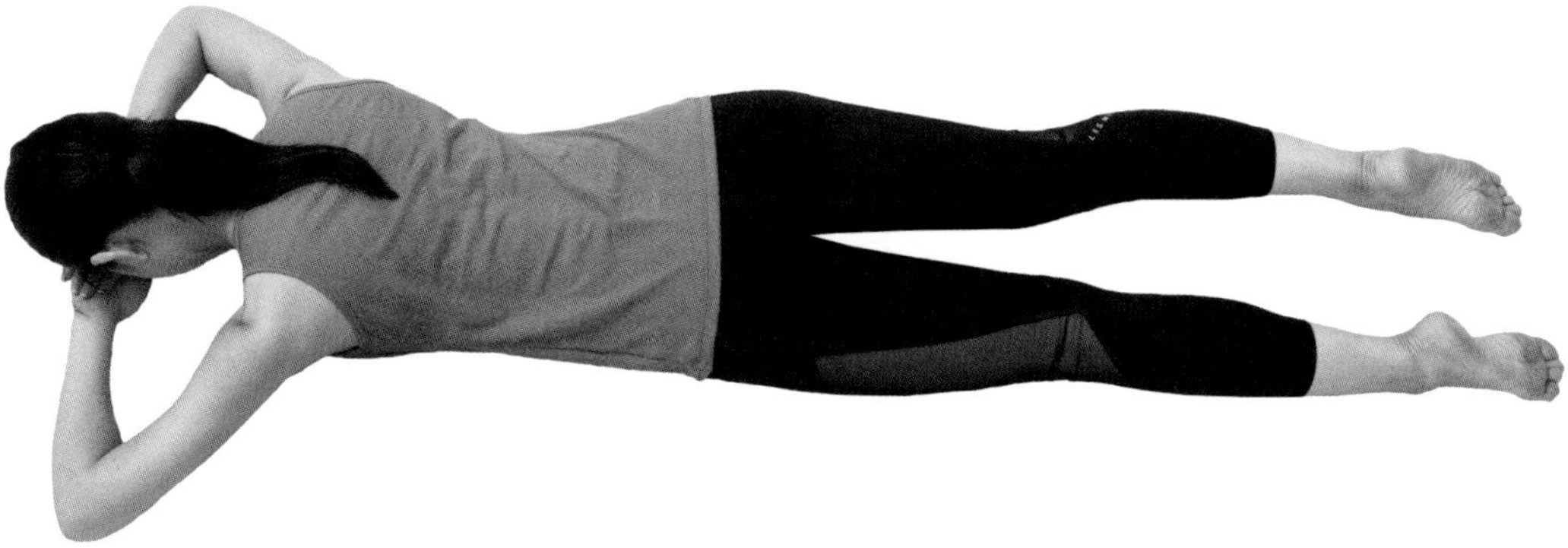

うつぶせになり、足を肩幅に開きます。手のひらを重ねて、その上にひたいをのせましょう。

2 ひざを直角に曲げて開く

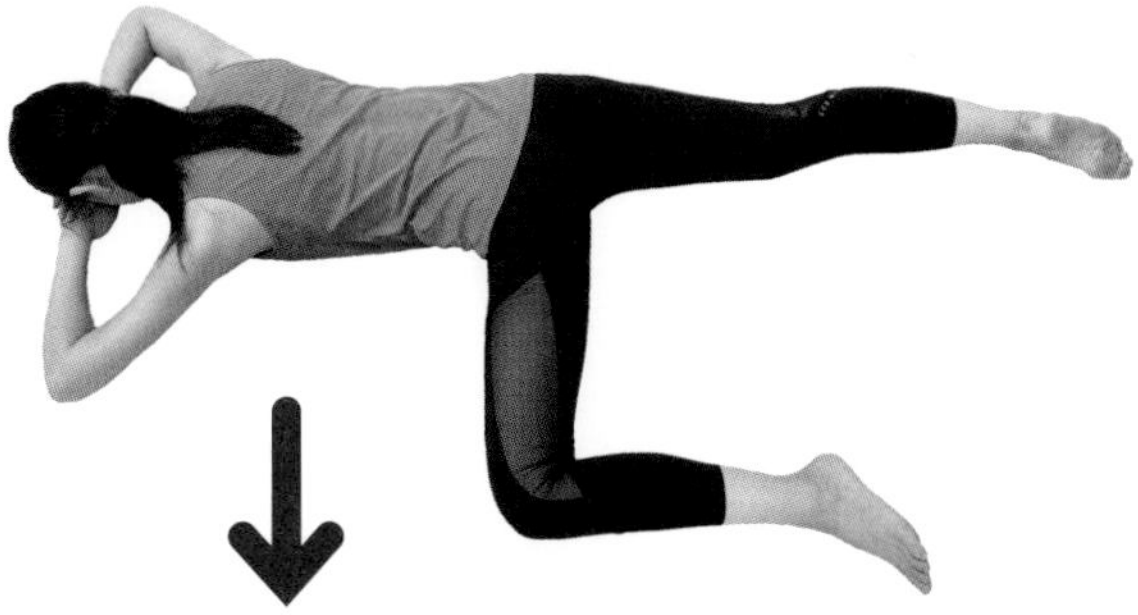

左足を、ひざを直角に曲げて開きます。

顔を左へ向ける（キープ）

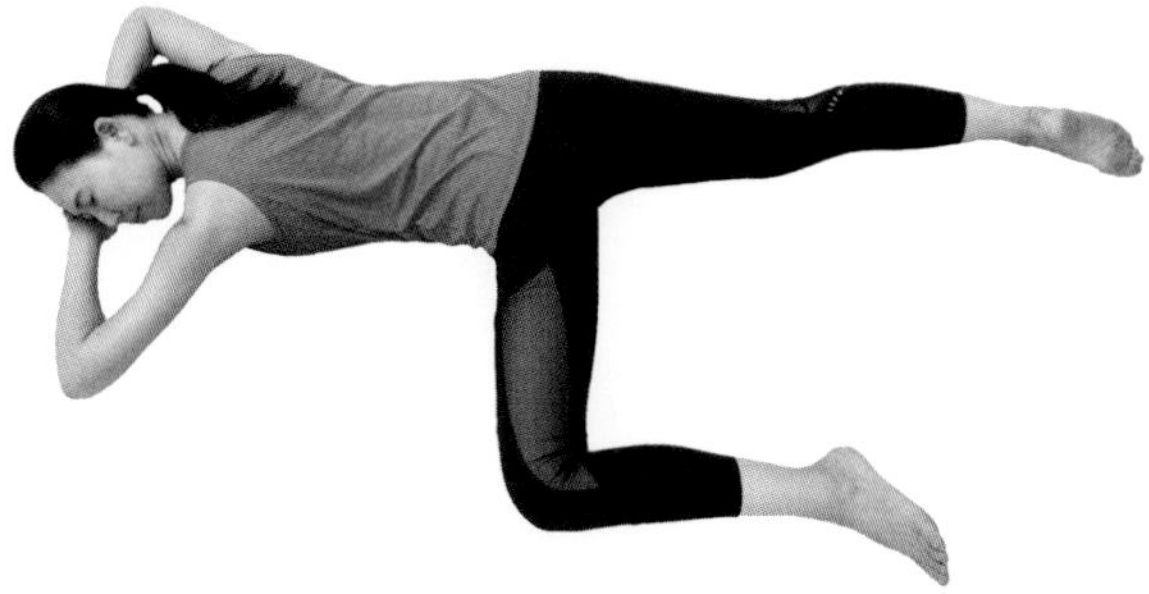

顔も左側へ向けます。ゆっくりと、**5呼吸**します。

左足を元に戻し、右足も同様に行ないます

こんな時には！

！ ひざが床にあたって痛い

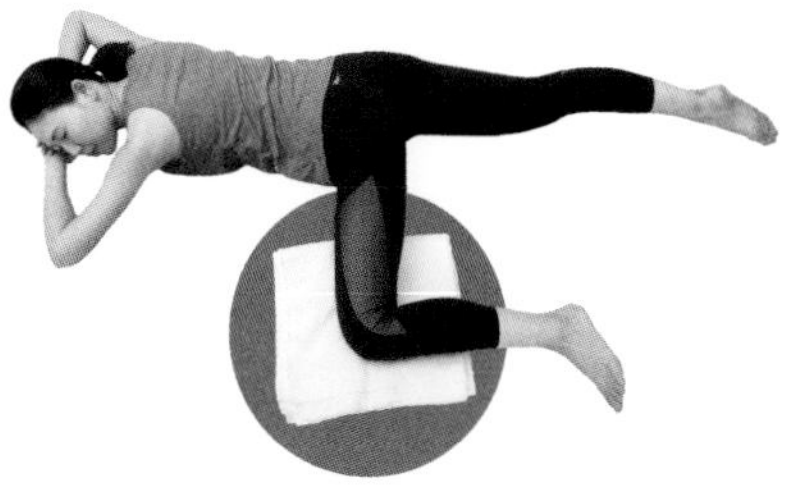

ひざの下にタオルやクッションを置きましょう。じゅうたんや布団の上など、柔らかいところで行なうのもいいでしょう。

!! 腰・股関節が痛い

ひざの位置を上下にずらし、心地よいところで行ないましょう。また、足を開かず、うつぶせになるだけでもＯＫです。からだの前側に体重をかけながら腹式呼吸を行なうだけでも、からだの力が抜けてリラックスできます。

寝る前1分のストレッチ⑥

※33ページの呼吸法を30秒行なってから
すると効果的です

6 三日月形になって筋肉をほぐす
側屈のポーズ

寝たままでできる側屈のポーズです。三日月のようにからだをそらすポーズは立って行なうことが多いのですが、この本では入眠しやすいように、寝たままで簡単にでき、リラックス効果を得られるようにアレンジしました。

1 仰向けになる

仰向けになります。腕はリラックスし、手のひらを上に向けます。

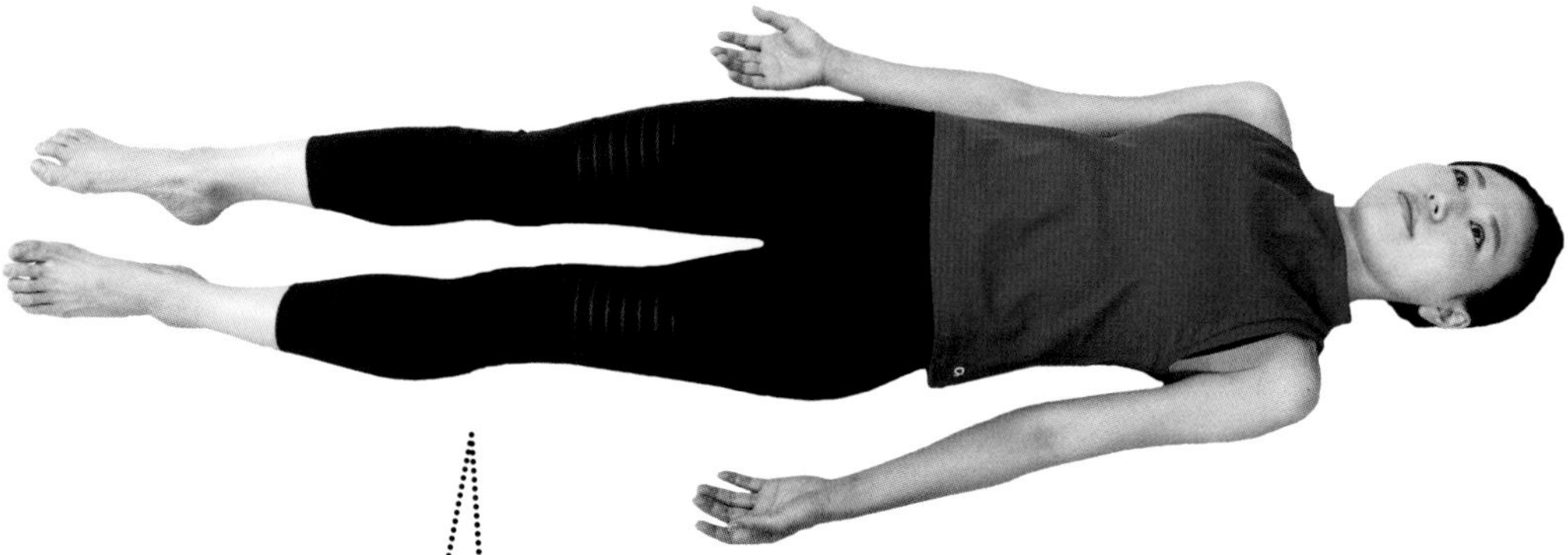

足は腰幅に開きましょう。
もし足の力が抜けない場合は、
少し足を揺らしてひざや足首の
力を抜いておきましょう。

2 右足を外側へ

右足を30度ほど外側に
移動させます。

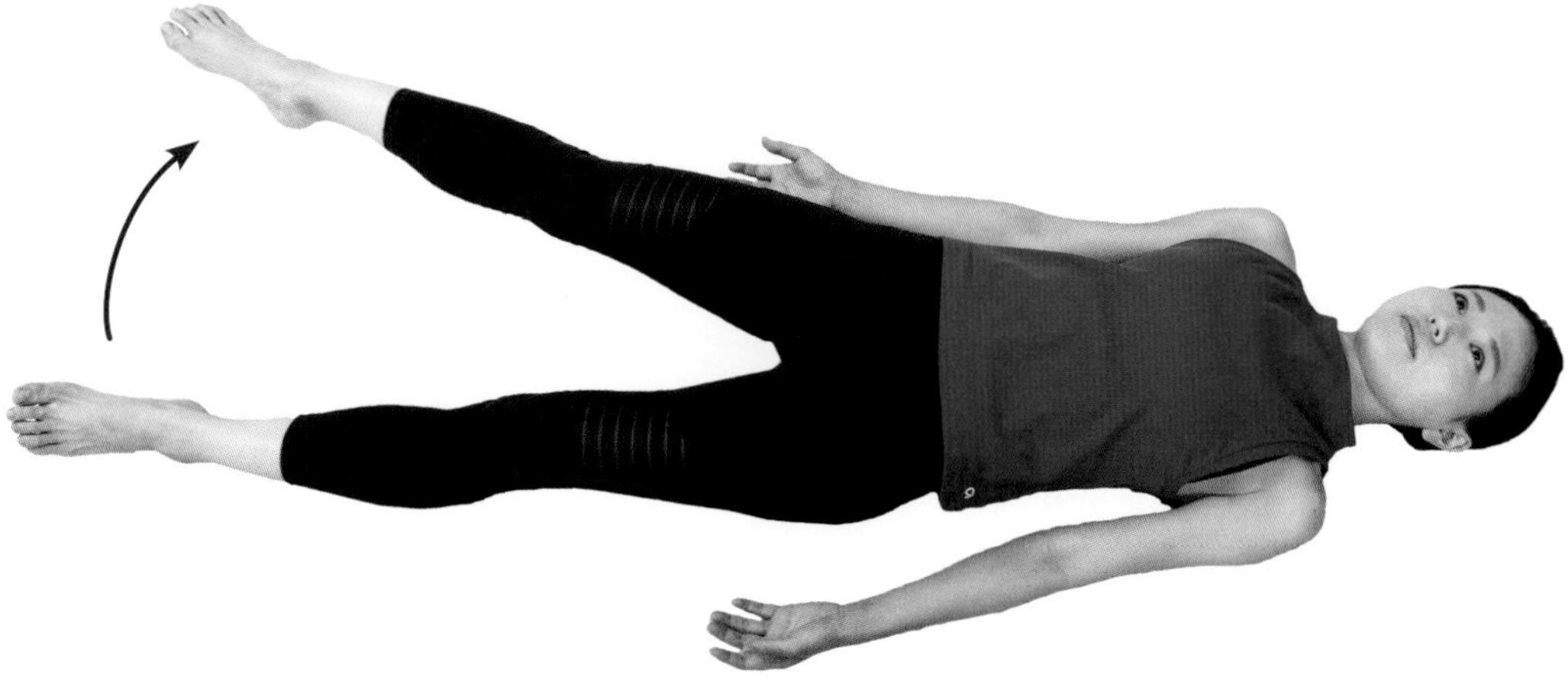

3 左足を重ねる

左足を右足の上に
のせます。

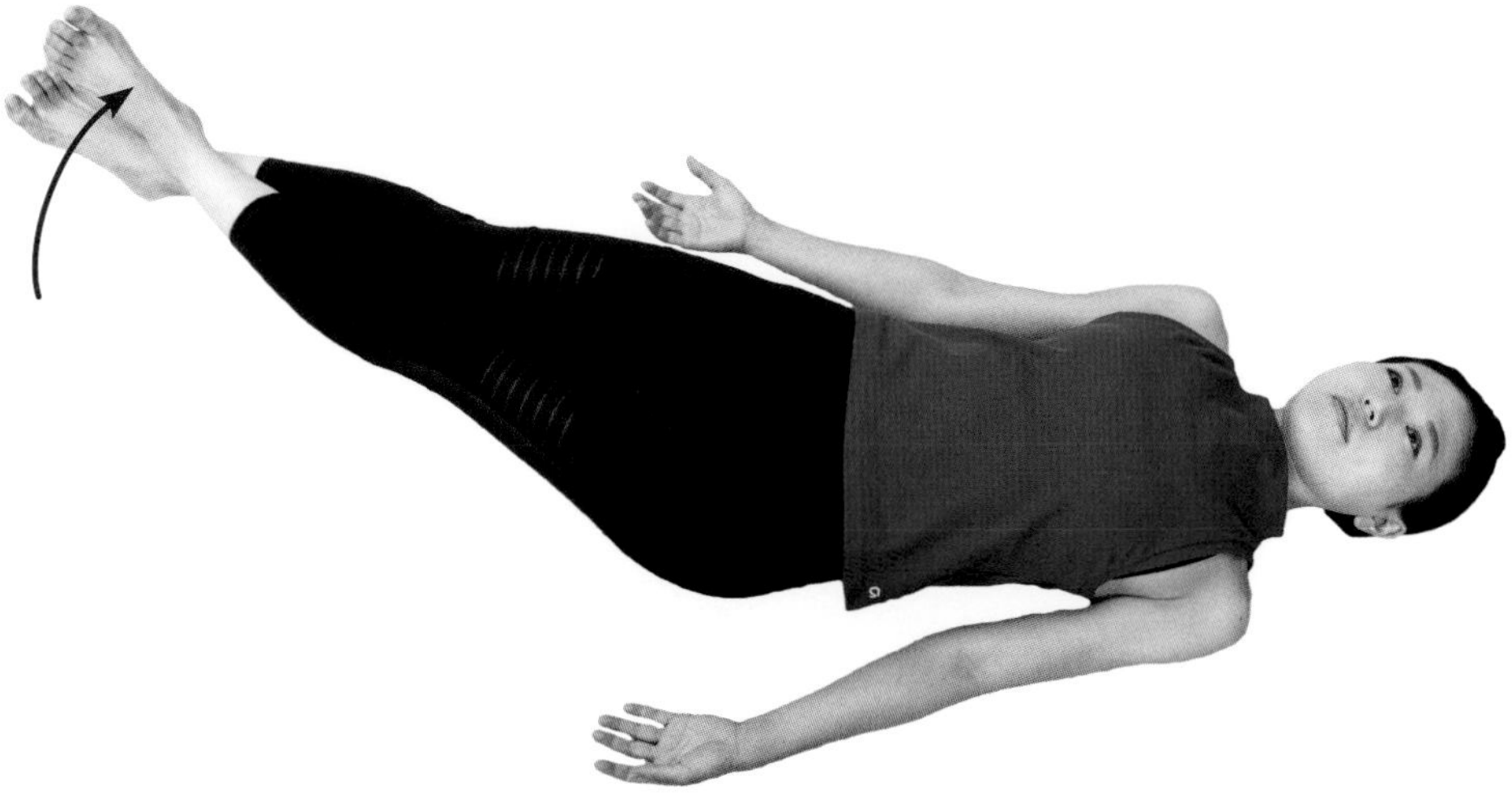

4 三日月のような形に

お尻を左に、上半身を右にずらします。

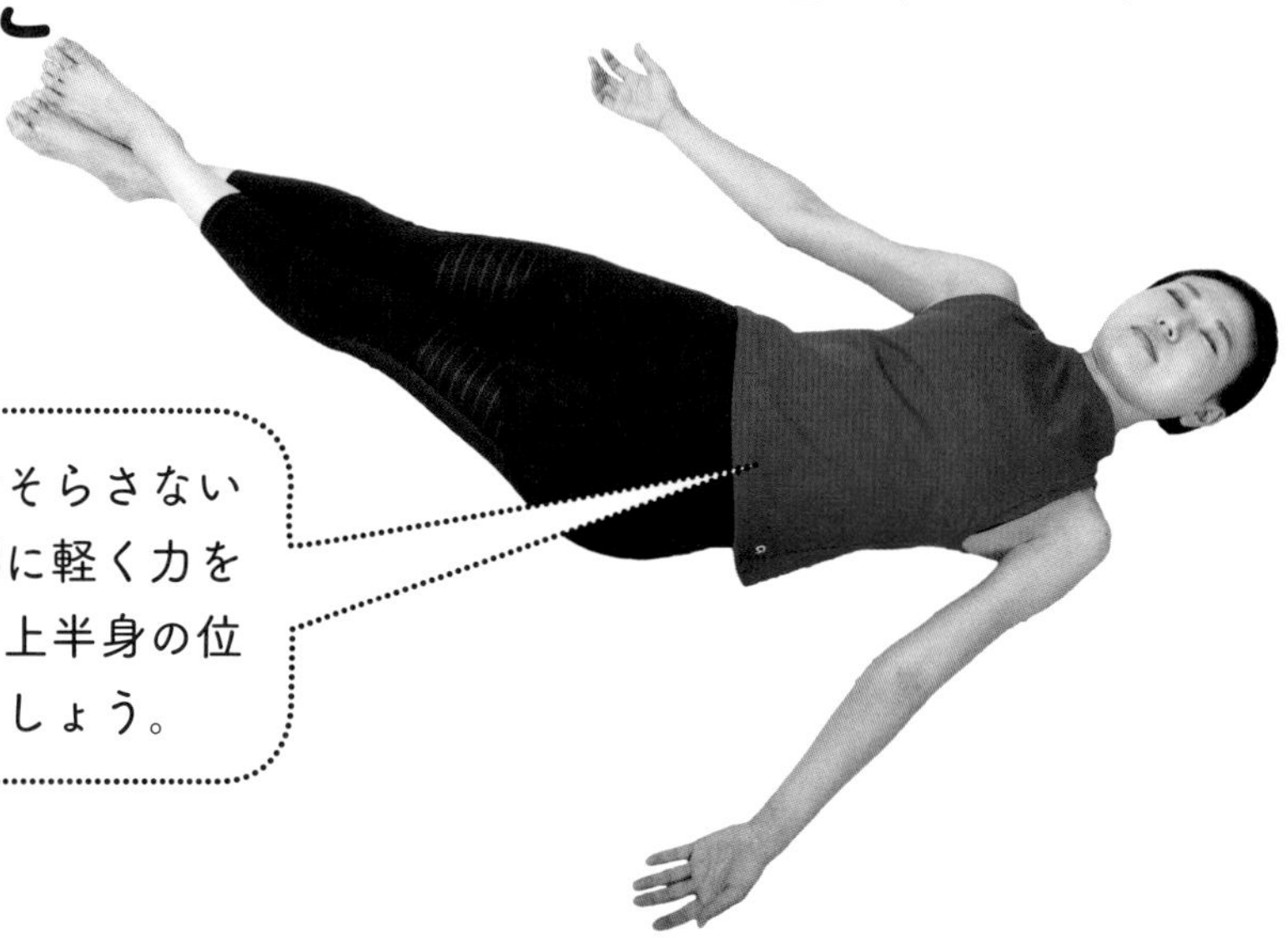

この時、腰をそらさないように下腹部に軽く力を入れながら、上半身の位置を調整しましょう。

5 両ひじを頭の上へ（キープ）

頭の上で両ひじをつかみ、**3呼吸**しましょう。

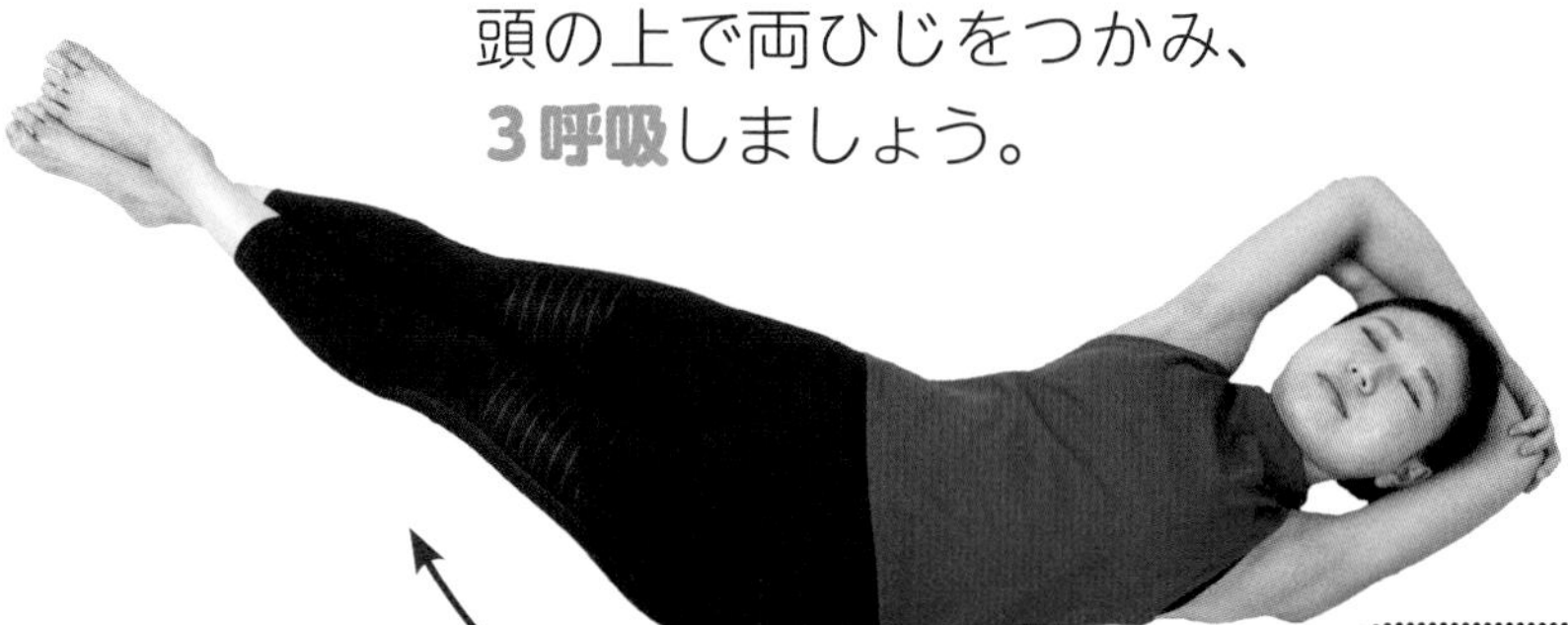

左の脇から腰にかけてのライン（月の外側）がじゅうぶんに伸びるように意識しましょう。

✖NG

ひじが浮いています。肩がしっかり床につくようにしましょう。

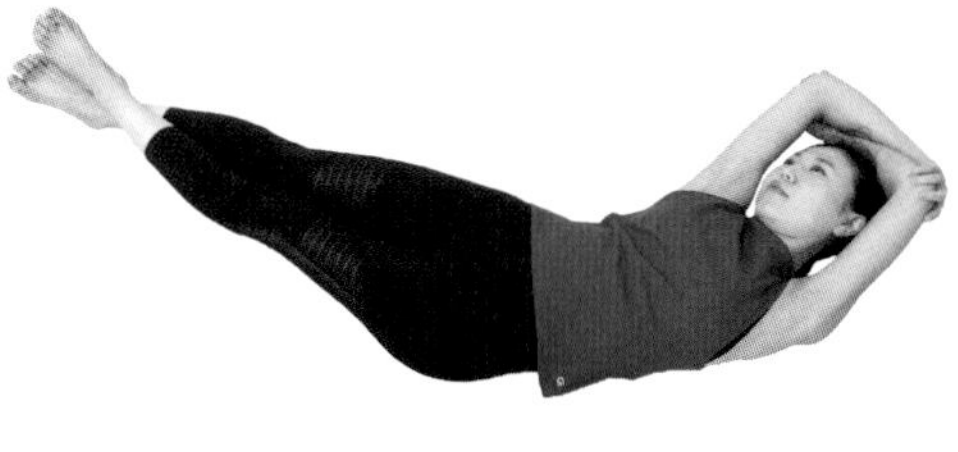

6 両腕をほどく

両腕をほどいて**2呼吸**リラックスしていきましょう。

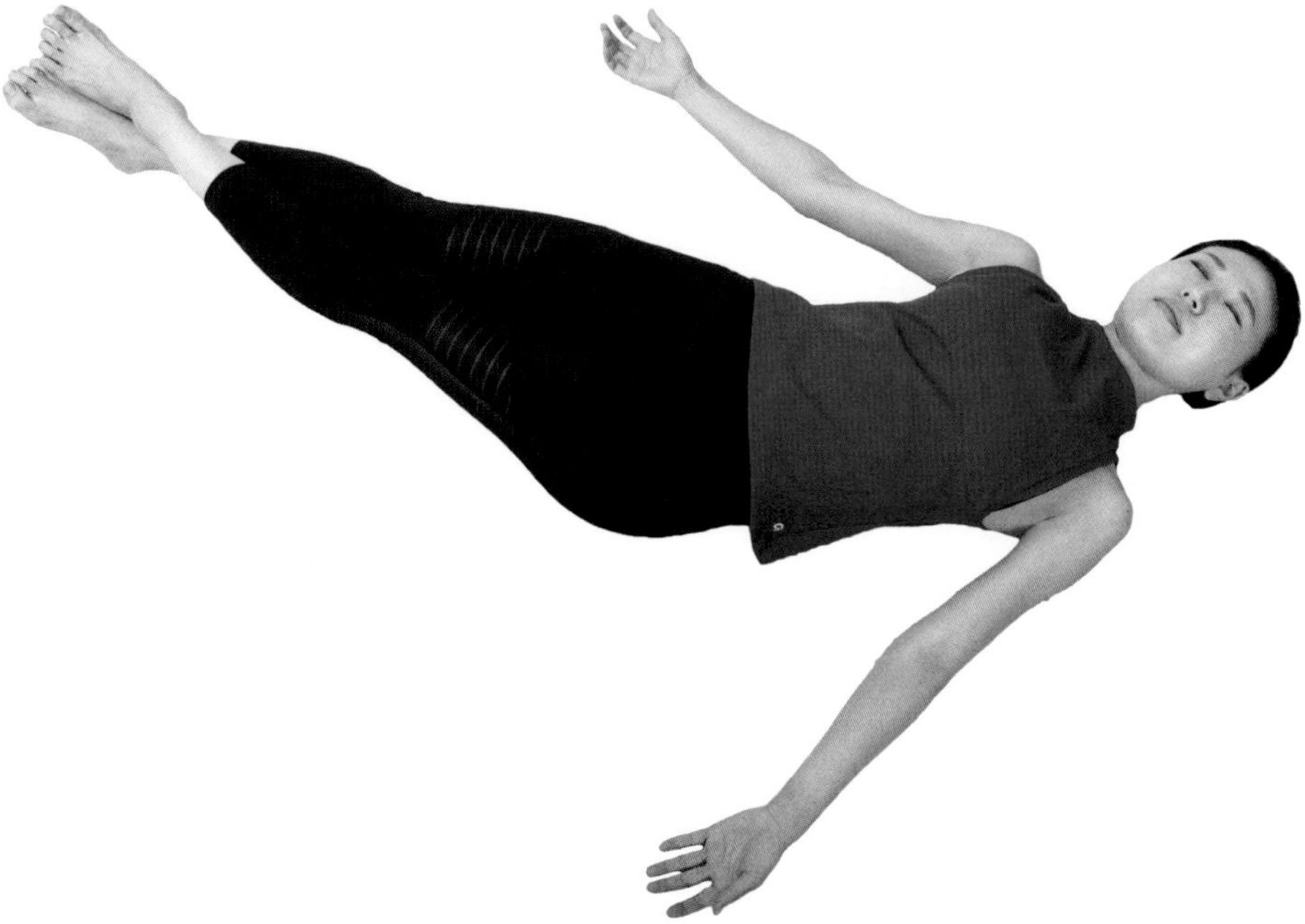

足を元に戻し、左足も同様に行ないます

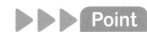

Point

伸びているほうのからだ側に呼吸を送るようにして、お腹《なか》をふくらませたり、しぼませたりしましょう。外側からだけではなく、内側からもからだ側のストレッチを行ないます。

※33ページの呼吸法を30秒行なってからすると効果的です

7 下半身の硬い筋肉をほぐしてリラックス 仰向け割り座のポーズ

からだの中でも大きな筋肉と言われる大腿《だいたい》四《し》頭筋《とうきん》（ももの前の筋肉）を刺激するポーズです。仰向けになり、お腹《なか》が引き伸ばされた状態（呼吸がしにくい状態）で呼吸をすることで、ポーズをほどいたときに呼吸が深まりやすく、心地よい眠りへ導いてくれます。

1 座る

両足を伸ばして座ります。

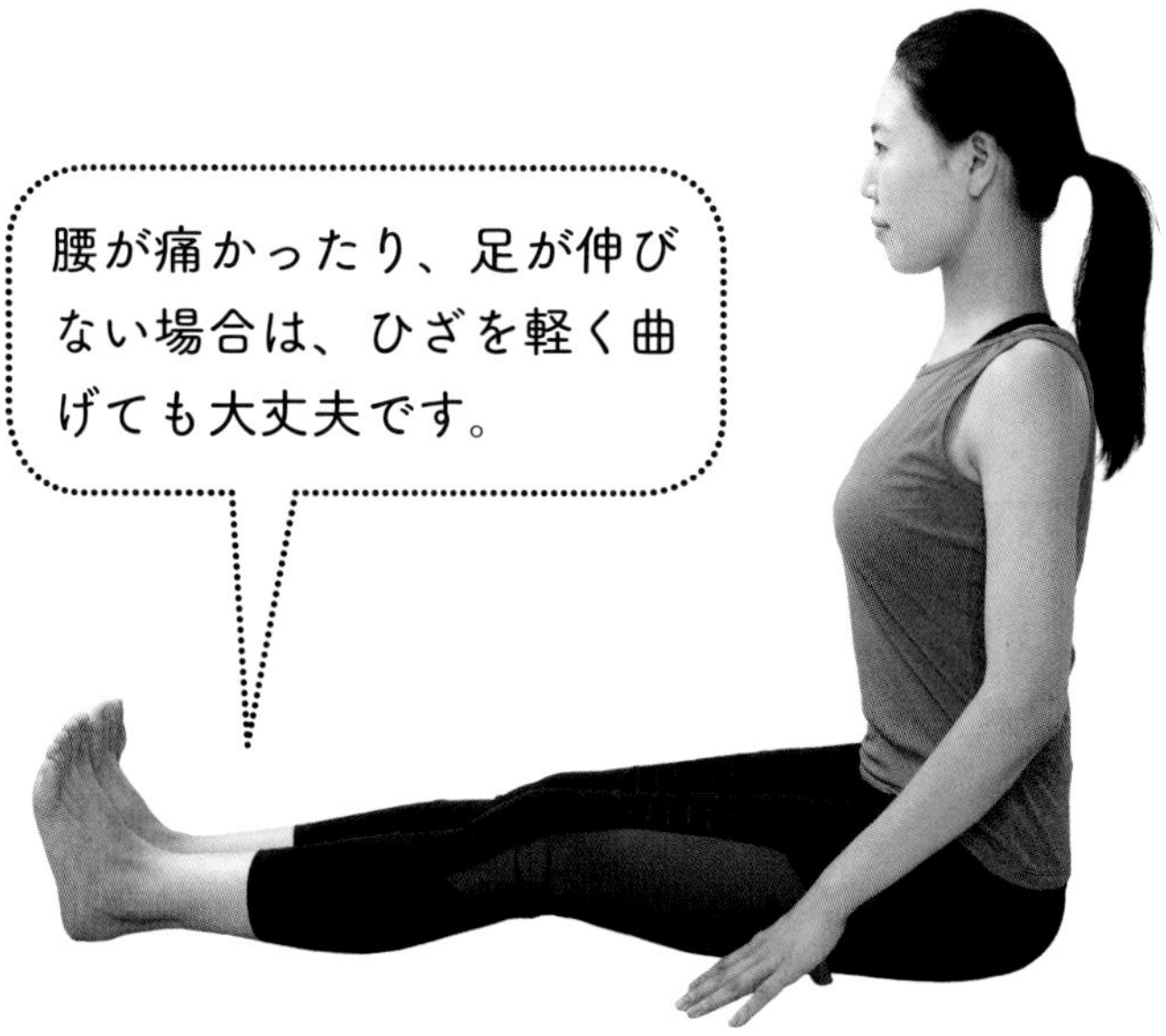
腰が痛かったり、足が伸びない場合は、ひざを軽く曲げても大丈夫です。

Point

少しレベルアップのポーズになりますので、初めての方は無理のない範囲で行ないましょう。

2 左ひざを曲げる

左足のひざを曲げて、お尻の横に置きます。

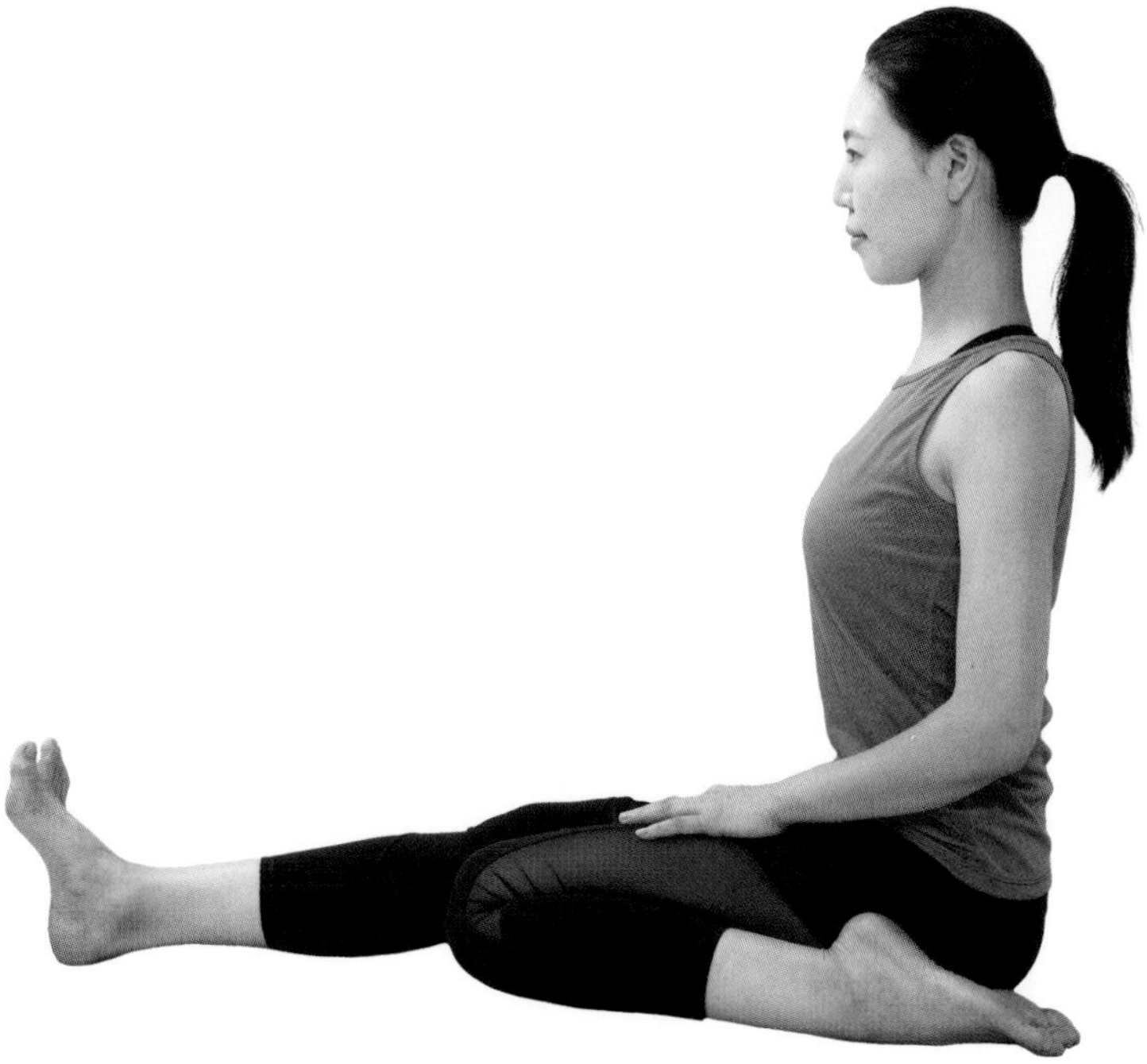

✕NG

内ももの間が開いています。両ひざが離れないようにしましょう。

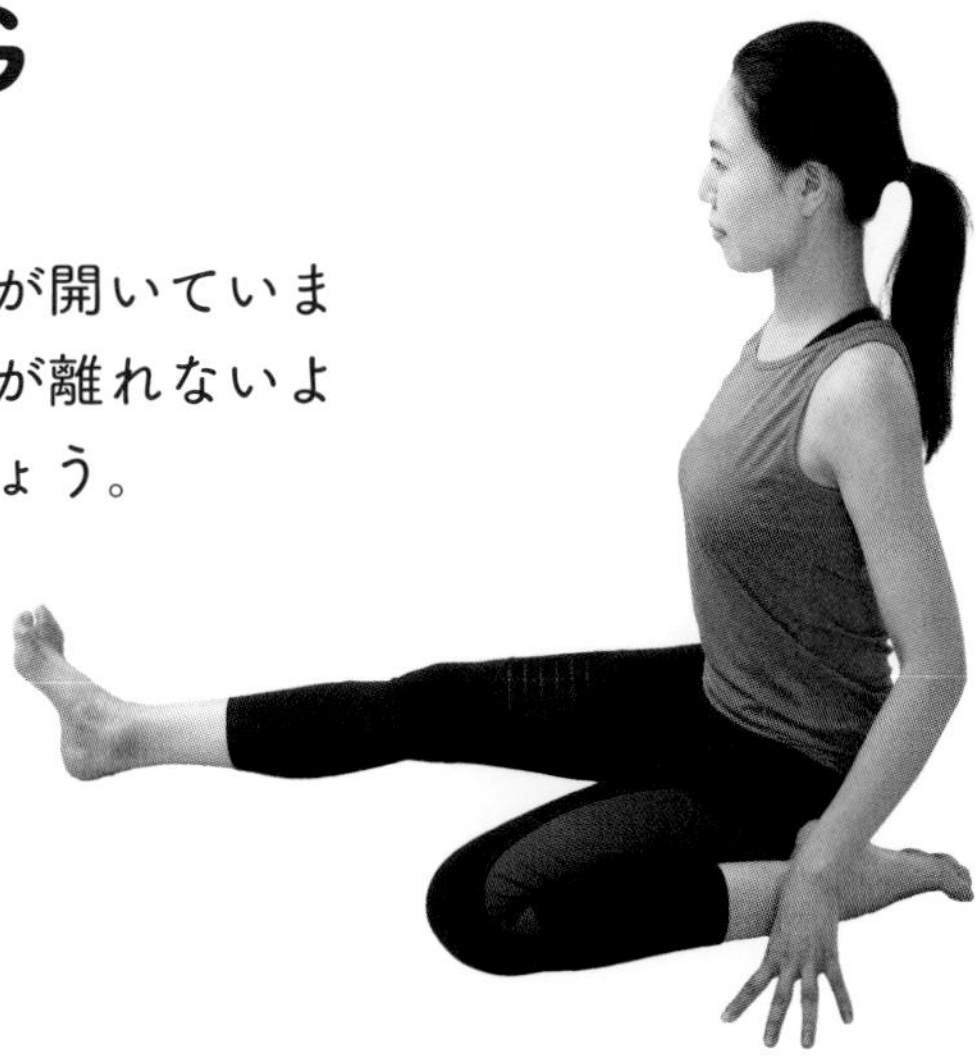

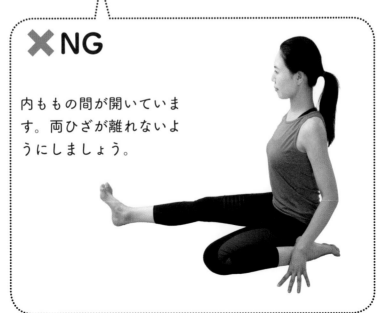

3 仰向けになる

下腹に力を入れながら、ゆっくりと仰向けに寝ていきます。

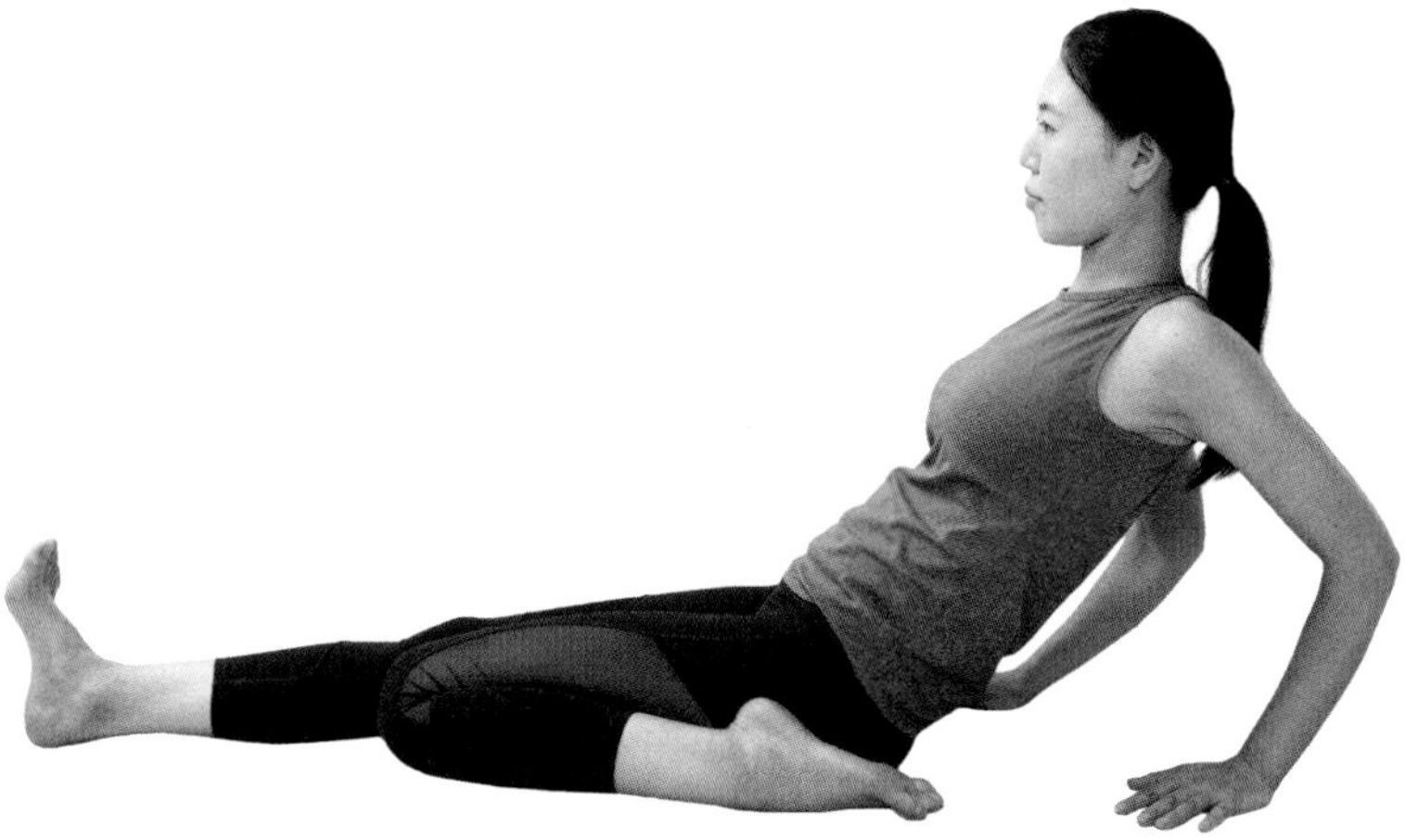

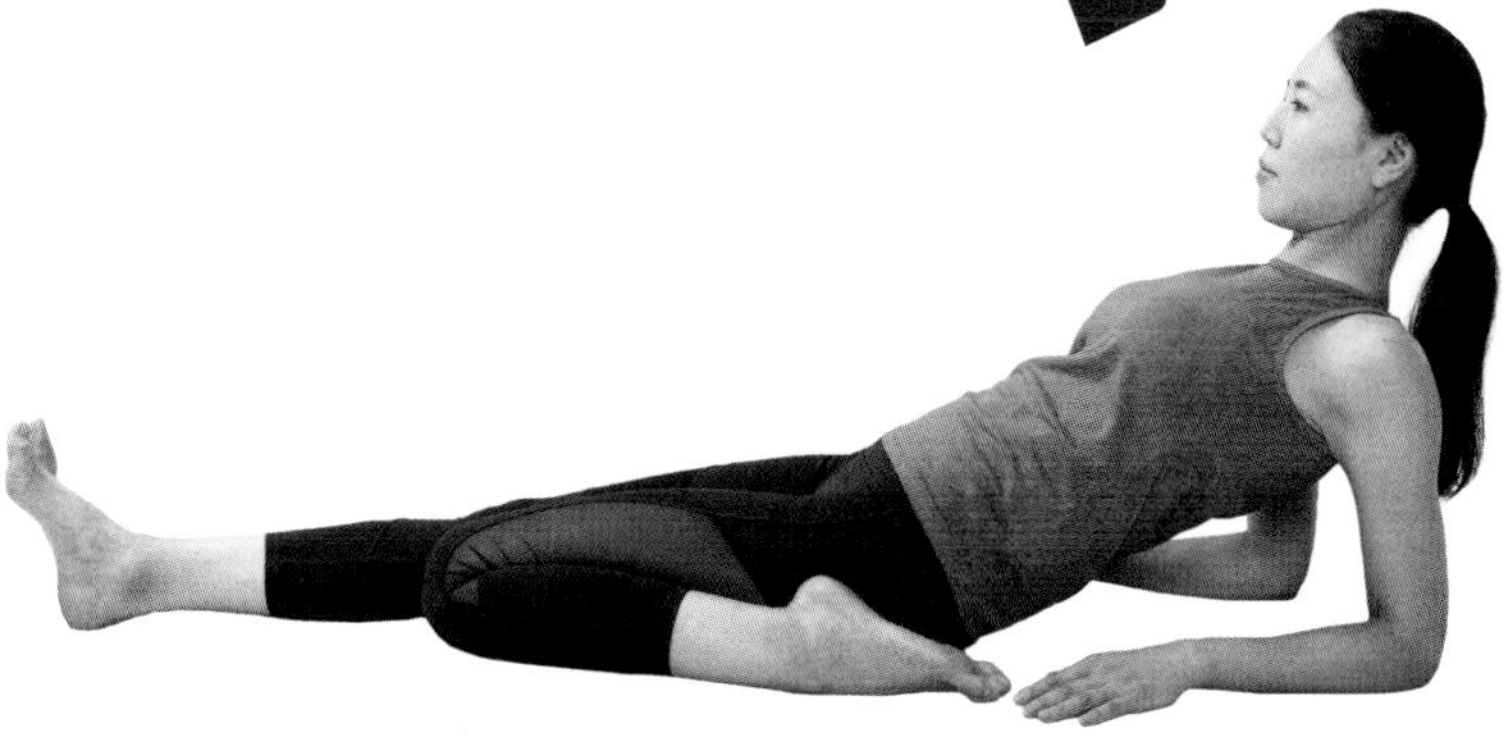

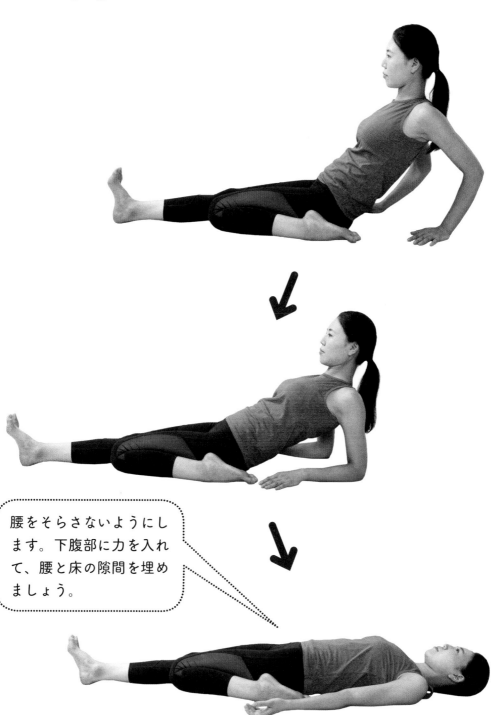

腰をそらさないようにします。下腹部に力を入れて、腰と床の隙間を埋めましょう。

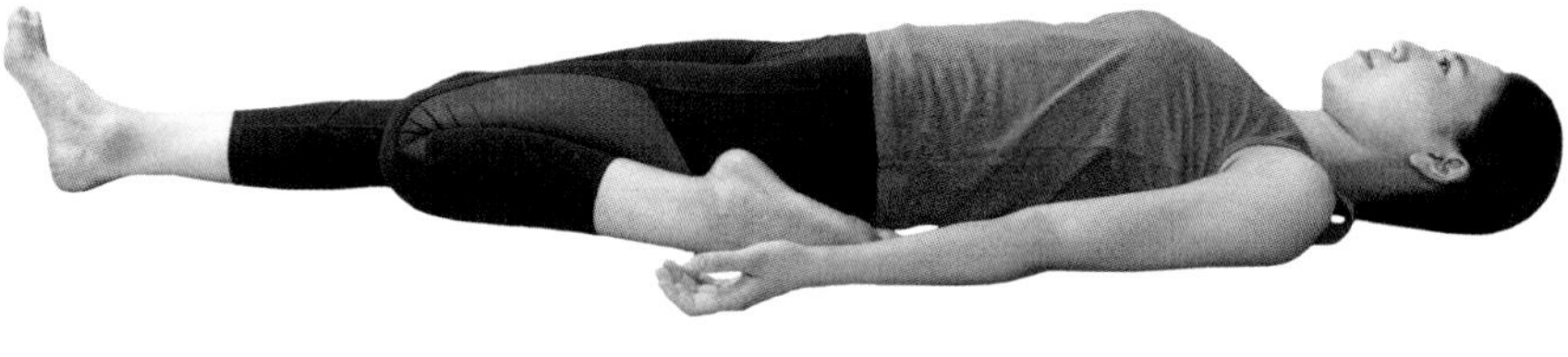

4 両手をお腹にのせる（キープ）

両手をお腹の上に置き、**5呼吸**します。

硬いももの筋肉を伸ばしています。呼吸をしながら、ももが伸びているのを感じましょう。

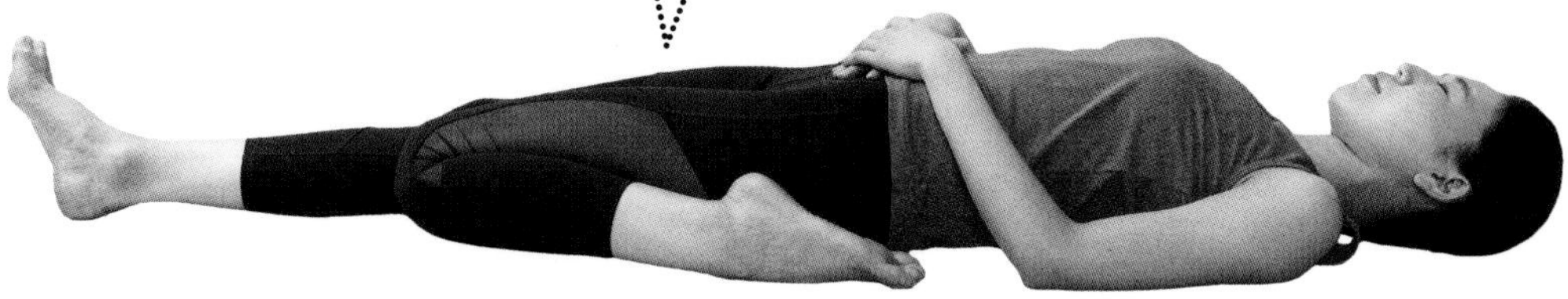

5 ゆっくりと起き上がる

起き上がってきて腰が痛い場合は一度背中を丸めて腰をケアしましょう。

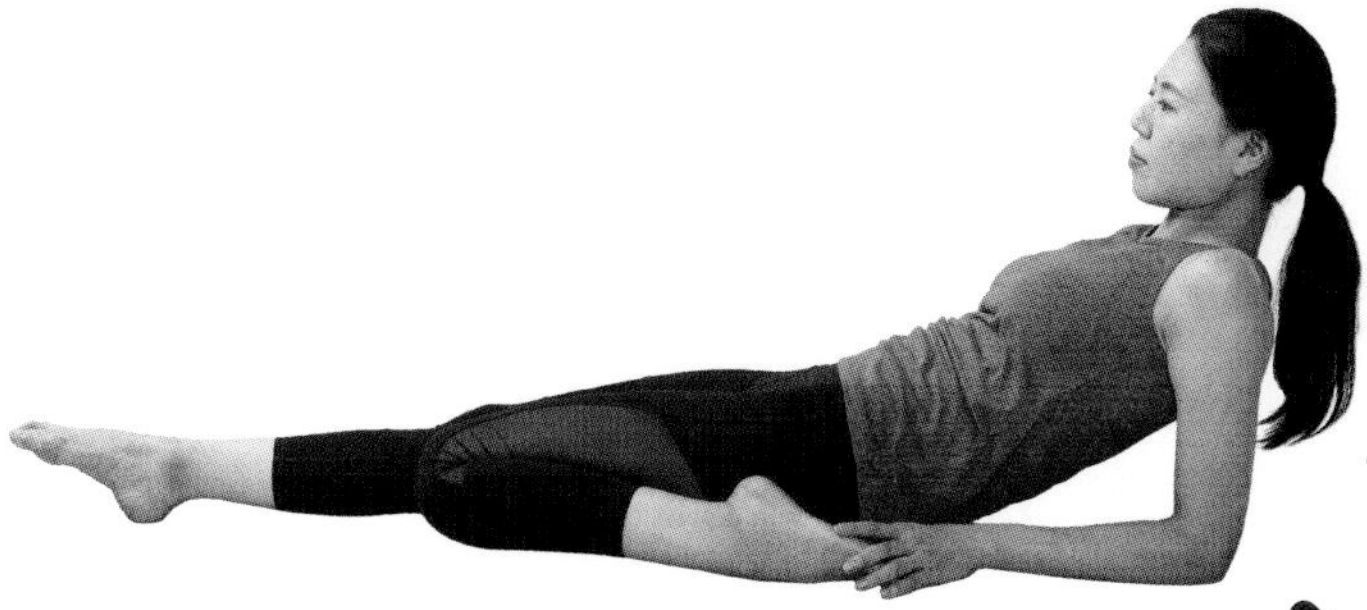

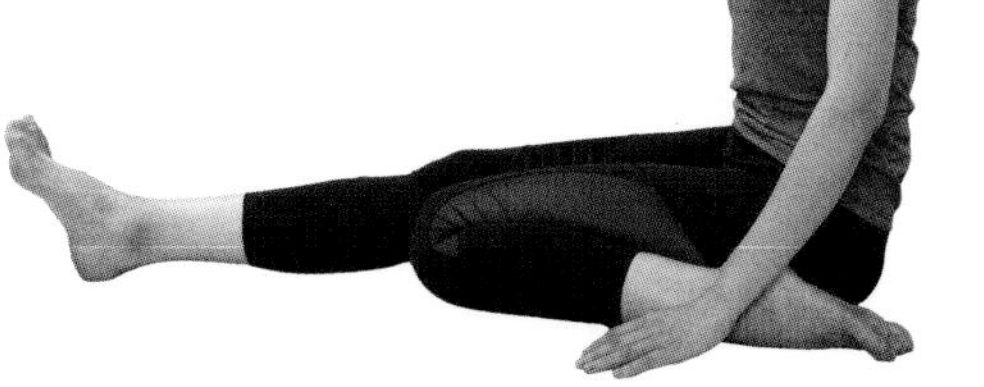

おへそに力を入れ、両ひじで床を押しながらゆっくりと起き上がります。
首や腰がぎっくりとならないよう気をつけましょう。

左足を元に戻し、右足も同様に行ないます

こんな時には！

足首が痛くて曲げられない

仰向けになると、ひざが浮いてしまう

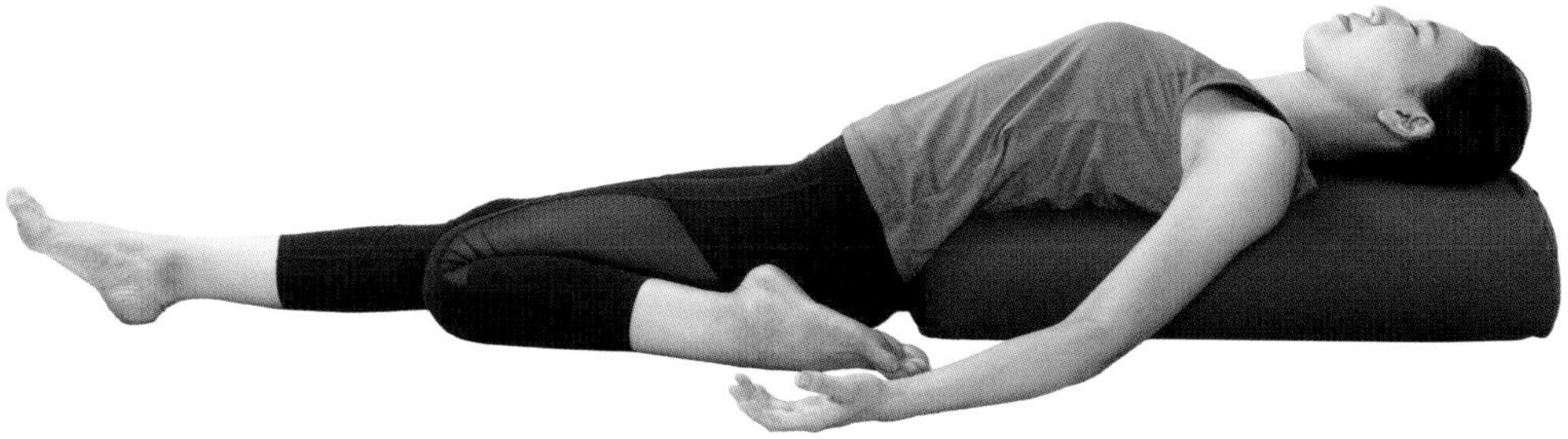

いずれも、枕やたたんだタオルケットを背中の下に置き、上半身を高くするとよいでしょう。

腰が痛い

腰が痛い場合は、このポーズはお休みしましょう。

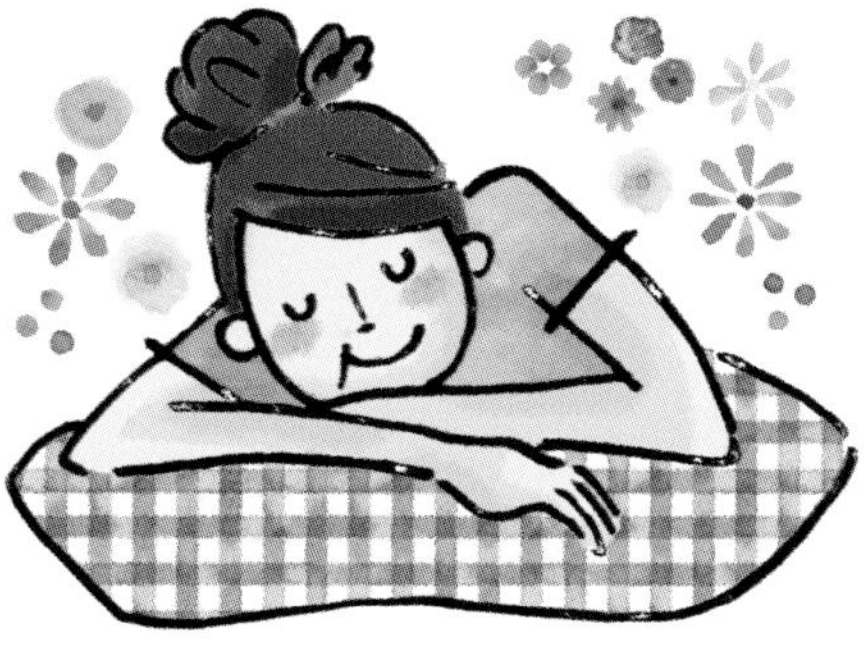

心地よい入眠のためのヒント1

夕食は就寝3時間前までに

食事中は交感神経が優位になる

第1章でも紹介したように（14ページ〜）、心地よい入眠のためには、自律神経のしくみをよく理解することも重要です。

日中、活動しているときには、交感神経が優位になる場面が多いのですが、睡眠時には副交感神経が優位になります。この切り替えがスムーズにいかないと、よく眠れない、疲れがとれないという症状につながります。

食事に関していうと、胃に食べ物がある状態で寝ると、睡眠の質を下げる原因になります。寝ている間は体の細胞の修復を行なったり、日中に入ってきた脳の情報の処理をしたりと、意外にからだは忙しく動いているのです。睡眠でしっかりとからだをリカバリーできると、次の日もスッキリ起きれて元気に過ごせます。

難しい場合は消化のよいものを少量

夕食は就寝3時間前までにはとりたいものです。そうすると、自律神経のバランスをくずさずにリラックスして眠りに入ることができます。とはいえ、仕事をもっていたり家族の生活スタイルに合わせていると、3時間前には食事ができないという人も多いでしょう。その場合は、夕食の量を減らしたり、消化のよいものを食べたりしましょう。

そして、時間が自由になる休日には、就寝3時間前までに夕食をとるようにします。このように無理のないように、しかしあきらめず柔軟に対応しましょう。

心地よい入眠のためのヒント2

規則正しい生活を

体内時計によって快適なリズムが設定されている

私たちの脳には体内時計が備わっています。朝、朝日を浴びることで時計の針がリセットされ、あらかじめプログラミングされている一日の体内ホルモンバランスが整い、生理的な活動がスタートします。睡眠も、体内時計にプログラミングされている活動のひとつです。日中はアクティブに活動し、夜は眠るように設定されているのです。

地球の一日は24時間ですが、なぜか体内時計はそれより長いのです。体内時計は体内のさまざまな活動を進行していきますから、放っておくと、生活のリズムが乱れてしまいます。そこで、毎朝日の光を浴びるとリセットされます。この体内時計のリズムを守ることが、心地よい睡眠につながります。

寝だめはやめて、20分程度の仮眠を

「平日の睡眠不足を、休日の寝だめで解消」は、体内時計が乱れてしまい、おすすめできません。若いうちは自律神経の活動量も高く無理もききますが、ある程度の年齢になったら毎日同じ時間に起き、同じ時間に就寝するという規則正しい生活を習慣にすることが、体内時計のリズムを整え、一日の最大の休息である睡眠の質も高めます。睡眠不足は、翌日15時ぐらいまでに、小刻みに20分程度の仮眠をとって解消しましょう。長時間寝てしまうと、夜の入眠に差しさわりが出ますので、あくまで短時間にとどめてください。

心地よい入眠の
ためのヒント3

就寝前のスマートフォンはNG

メラトニンのリズムが眠気をもたらす

睡眠を促すホルモンにメラトニンがあります。脳の松《しょう》果《か》体《たい》という部分で合成され、日中は少なく夜間には何倍も分泌されます。このリズムは朝日を浴びることでスイッチが入ります。そしてメラトニンが増えると眠くなることがわかっています。

朝になって明るくなったら自然に目が覚め、夜になって暗くなったら眠くなるというリズムが体内に備わっているのです。

ところが、夜になっても強い光を浴びると、メラトニンの分泌がおさえられてしまいます。すると寝つきが悪くなり、体内のリズムも乱れてしまいます。

就寝1～2時間前から「ムーディー」に

そこで、就寝1～2時間前には照明を落としてメラトニンの分泌量を増やすようにすると、心地よい入眠につながります。

ポイントは部屋全体を少し暗くすることです。明るさの調整が難しいのであれば、メインの照明を消して、テーブルや壁などを部分的に照らす間接照明を使ってみましょう。高級レストランのような「ムーディー」な雰囲気作りをしてみましょう。

注意したいのがスマホです。画面は小さいのですが間近で強い光を受けるため、寝る直前まで操作していると寝つきが悪くなることも。就寝1～2時間前はスマホを見ない、画面を暗めにするなど工夫してみましょう。

心地よい入眠のためのヒント4

「末端」の血行をよくする

赤ちゃんがよく眠れる秘密は？

赤ちゃんは眠る前に手足がぽかぽかしてきます。これは、深く眠るためには、からだの深部の温度を下げることが必要なので、手足の甲などの血管が拡張し、放熱しているからだと考えられています。冷え性で手先・足先が冷える人が寝つきが悪い場合、からだ自体が冷えていて放射される熱が体内にないため、手先・足先があたたまらず、寝つきが悪くなるのです。そこで、就寝前にぬるめのお風呂に入ったり、寒い冬には湯たんぽなどで布団の中をあたためておくと、からだの末端の血行がよくなり、入眠しやすくなります。

また、深い睡眠のノンレム睡眠、その中でも特に眠りが深い徐波《じょは》睡眠では、体内の温度が低下することがわかっています。そのため寝る直前に熱いお湯に入るとからだの深部まであたたまって眠りにくくなりますので注意しましょう。電気毛布は布団に入ったら電源を切るか温度をぐっと下げ、体温低下を妨げないようにするのが心地よい眠りのコツです。

頭を冷やすと脳が休める

冬に寒いのも、夏に暑いのも眠りにくくなります。心地よく眠れる温度は室温16～19度、布団の中32～34度と言われています。また、頭を冷やすと眠りやすい人もいます。脳は昼間、フル活動をして温度が上がっているので、睡眠中はオーバーヒートして温度を下げ、休息しているのだと言われています。この働きを助けることでよく眠れるのでしょう。

心地よい入眠のためのヒント5

羊を数えるよりもボディスキャン

羊を数えても眠れない

「眠れないときは羊を数えよう」というのはイギリスが発祥だそうです。英語で羊はｓｈｅｅｐ（シープ）で、ｓｌｅｅｐ（眠る）と音が似ているから、あるいは、ｓｈｅｅｐと発音すると呼吸をするので入眠効果があるからなどと言われてきました。

しかし、最近の研究で誰にでも効果があるわけではないことがわかっています。むしろ効果がある人は少なく、「ひつじ」と発音する日本語ではほとんど期待できないということです。もちろん、「私はばっちり眠れる」という人もいるでしょうが、万人向けの方法ではないようです。羊を数えても眠れない人は、ボディスキャンを試してみましょう。

ボディスキャンで究極のリラックス

布団の中で仰向けになり、目を閉じます。どこから始めてもいいのですが、とりあえずつま先から。暗闇の中でつま先にライトをあてるように、意識を集中します。

次にライトを上げてかかとや足首に移動します。細かいことは考えずに、なんとなく感じやすいところでＯＫです。

ライトをひざや股関節、肩やひじ、と上げていって、最後はあごや頬、額や頭まで。部分部分をていねいに感じて、違和感があればゆっくり吐く息でからだの外に飛ばします。

からだの中がリラックスして、いつのまにか心地よい眠りに入っていきます。

こんなポーズも！

うさぎのポーズ

頭頂を刺激し、脳を逆転させることでリラックス効果を高めます。血流がよくなり、ヘッドマッサージ効果も得られます。

【うさぎのポーズのやり方】

1

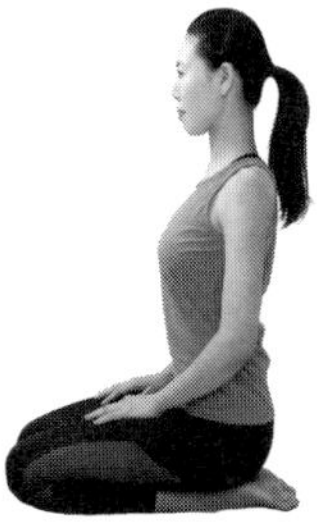

正座になります。

2

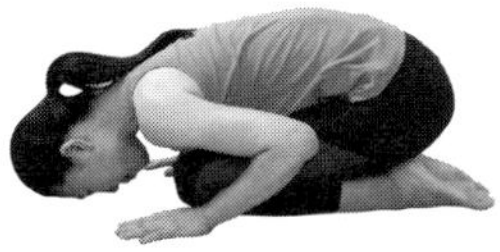

ひたいを床につけます。

3

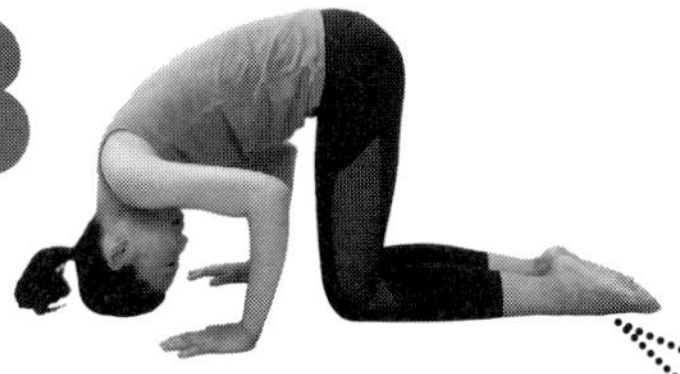

両手を胸の横についてゆっくりとお尻を持ち上げ、頭頂部の位置が決まったら、そこで**5呼吸**しましょう。

手や足の位置に違和感が出たら置き直しましょう。首に違和感がない位置を最優先にします。

4

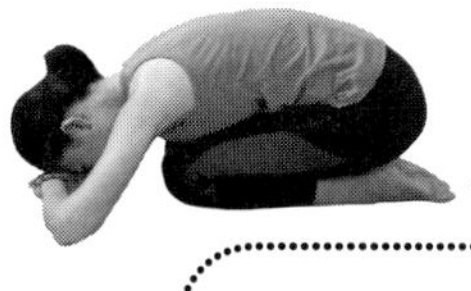

ゆっくりとお尻を下げ、両手を組んでひたいをのせます。

いきなり起き上がると危ないので、背中を丸めながら、30秒くらいかけるイメージで、頭が最後になるようにゆっくりと起き上がりましょう

こんな時には！

❗ 首が痛い

首を痛めていたり、首にヘルニアがある方はやってはいけません。

‼ 頭頂部が痛い

フローリングなどでは頭頂部への刺激が強いので、じゅうたんや布団の上で行なうか、タオルを敷いて頭頂への刺激を軽減しましょう。

第3章

スーッと眠れると生活が変わる、人生が変わる

からだを整えると、こころが整います

心理学専攻からヨガインストラクターに

私は、高校時代にドキュメンタリー番組を見て、40代の男性の自殺率が高いという報道に「なぜヒトはうつ病になるのだろう？」と関心をもちました。さらにその頃、精神科の医師の講演を聴く機会があり、ヒトのこころについて学びたいと思ったのです。

そこで、大学では心理学を専攻しました。カリキュラムには座学のほかに、施設を見学する機会があり、そこでヨガに出会ったのです。私は、こころとからだが密接にむすびついていることに驚きました。「からだを整えるとこころが整う」というヨガの思想に、目からうろこが落ちる思いでした。大学3年のときに、アメリカにヨガ留学をして、卒業後はヨガスタジオに就職しました。

じつは、私はスポーツをしたことがなく、からだも硬かったのですが、「健康になると明るくなる。からだのプロになって世の中のみなさんを明るくしよう」という気持ちだけで、ヨガインストラクターになったのです。

ダイエット指導で改めて、こころと向き合う

そして4年後、ダイエット専門のジムに転職し、ダイエットトレーナーとして働くうちに改めて「こころ」と向き合うことになりました。

筋トレなどの運動をして代謝を上げ、食事の量をコントロールして摂取するカロリーを減らせば、ダイエットできます。でも、頭ではわかっていても、食事のコントロールは難しいものです。ダイエットを始めたら、かえって甘いものがほしくなったり、夜中に我慢できなくてお弁当を3つも食べてしまったりする方がいるのです。「ジムにお金を払っているのだから」と、冷静にプログラムをこなしていく方も多いのですが、「何日かプログラムを続けると反動でよけい食べてしまう」と言う方もめずらしくありませんでした。

なぜなのかと考えて、じつは食事で満たされているのは、「お腹《なか》」でなく「こころ」なのだと気づいたのです。そして、ヨガの瞑想《めいそう》をヒントに、少量の食事でも満足できる「食事瞑想」を考案しました。食事瞑想の書籍を出版する過程で出会った今の会社の社長と、今度はこころやからだの疲れを瞑想でとりのぞいて世の中の人を元気にしようという話になり、日本初の疲労回復のためのジムを立ち上げ、今はプログラムディレクターとして働いています。

眠りにくさは、万人の悩み

「朝起きても疲れがとれていない」「日中も仕事や家事にやる気が出ない」などの慢性的な疲労感をかかえている方たちが、夜は布団に入ったらすんなりと眠れて、朝はすっきりと目覚め、仕事や家事で最高のパフォーマンスが発揮できるようなプログラムを組むために、多くの方々にお話をうかがいました。

　さらに、専門家の助言を受けたり、自分で研究を重ねる中で、誰でも人生を過ごしていれば、だんだんと眠りにくくなることがわかりました。この知見は、本書に生かされています。

眠りにくさを解消

　トレーニングと瞑想を組み合わせ、からだと脳の疲労（こころの疲労）を解消するプログラムを、多くの方に実践していただいています。そして「布団に入ったあとスムーズに眠れるようになった」「深く眠れるようになった」「夜中に目が覚めなくなった」「目覚めがよくなった」「持久力がついた」「お肌のツヤがよくなった」などの感想をいただいています。トレーニング中が唯一、一人でリラックスできる時間だという子育て中の女性は、からだの動きに意識を集中し、何も考えない時間を大切に感じていらっしゃるようです。

ストレスと上手につきあって至福のまどろみを

イライラしたり怒ったりするのは損

心配ごとがあって不安で眠れない、職場やご近所に合わない人がいて「あの人にこんなことを言われた」と思い出すと腹が立って眠れないなど、さまざまなストレスが原因で眠れないという方も多いでしょう。人間が生きていればストレスはつきものです。またストレスを乗り越えてこそ大きな成果を上げることができたり、人間的に成長できたりすることも多いのです。

ストレスと上手につきあえば、心地よい睡眠が得られますし、充実した人生を送ることもできます。

腹式呼吸が副交感神経を高め、心をリラックスさせることは１、２章でもご説明しました。イライラするとき、怒っているとき、私たちの心身は緊張し、こわばっています。腹式呼吸をすることで緊張がとけ、冷静になれます。また、ストレッチで筋肉の緊張をほぐすことも心のリラックスにつながります。

そもそも、イライラしたり、ましてや怒りを爆発させたりしても、よいことは何ひとつありません。トラブルは、冷静に受け止めて対応するからこそ解決するのです。人間関係でも、イライラしたり動揺して爆発したりすれば事態は悪化するばかりです。

困ったことに、人間は歳《とし》とともにリラックスしにくくなっていきます。アクセルである交感神経に比べて、ブレーキである副交感神経のほうが加齢によるパワーダウンが顕著なのです。

「最近イライラするようになった」「カッカしやすくなった」と感じている方は、意識して腹式呼吸を行ないましょう。リラックスすればこそ、よいアイデアも生まれます。

からだに関心を向けると、からだが元気になる

就寝前に、腹式呼吸を行なってリラックスする習慣をもつことは、ストレスから心身を解放し、至福のまどろみをもたらします。そしてぐっすりと眠ることで翌朝からまた、イライラせず快活にストレスと戦うことができます。呼吸しているときは、何も考えないで頭をからっぽにするのがコツです。最初は難しいかもしれませんが、呼吸している鼻先や息が出入りする横隔膜の動きに意識を集中することから始めるとよいでしょう。そして、重要なのがからだのこ

りをほぐすストレッチです。からだとこころは密接に関連していますから、ストレスでこわばった筋肉をほぐすことでこころがリラックスできます。また、血流をよくすることが疲労回復を促します。

この時も、よけいなことをあれこれ考えずに、「今、ここが伸びているな」とか「肩がこっているな」とからだの状態に集中しましょう。からだに無関心だった人がからだを意識するようになると、自然と姿勢がよくなったり、肩を動かして肩こりが解消したりとよい方向に向かいます。

姿勢について付け加えると、朝や日中などは、胸をぐっと開いて背中をピンと伸ばしますが、入眠前のストレッチでは、背をゆるめて胸を閉じることを意識しましょう。こうすることでリラックスでき、至福のまどろみに入っていけます。

また、就寝中の姿勢については、ご自身が寝やすい姿勢が一番ですが、起床時にからだのどこかが痛かったりこっているのであれば、無理な寝姿になっていると考えられます。一般的には仰向けがリラックスできます。ベッド・布団と肩の間に隙間ができると首などが緊張してしまいますので、枕で調整しましょう。

至福のまどろみとスムーズな入眠、質の高い睡眠を習慣にすることで、充実した毎日を過ごすことができるでしょう。

おわりに

本書を読んでいただいて、「寝る」というとてもシンプルで、しかし自分ではどうにもできなさそうに感じるものも、さまざまな工夫や仕込みで改善できることがおわかりいただけたのではないでしょうか。

私は疲労回復専用ジムで日々、多くの方の疲れや睡眠の悩みと向き合っています。「あれもしなきゃ…」「これも忘れないように」「あ、もうこんな時間…」。そんなふうに毎日忙しく頭をフル回転させて過ごしている方々と接して、からだは疲れているのに眠れない、脳がリラックスできない、寝なきゃと思っているのにうまく寝つけない、という状態に悩まれていることがひしひしと伝わってきます。そんな悩みをどうしたら改善できるかを考えて、今回、寝る前の呼吸法とストレッチのメソッドをご紹介させていただきました。

毎晩スーッと眠りにつければ、睡眠の質が上がれば、毎日がうまく回りだします。すっきりと爽快に目覚めた朝は何事にも前向きで、生き生きと楽しく過ごすことができます。

最後に、今回この書籍を制作するにあたり、お力添えいただいたＰＨＰ研究所の宇佐美あけみ様、編集スタッフの皆様、本当にありがとうございました。そして最後までお読みいただいた皆様に、心から感謝申し上げます。皆様の睡眠が素晴らしいものになることを、心よりお祈りしております。

松尾伊津香

読者特典

ご自宅でできる！
10分ヨガストレッチ動画のご案内

以下のQRコードから
松尾伊津香の監修したご自宅でできる
10分のヨガストレッチの
動画がご覧いただけます。
是非ご自宅で
チャレンジしてみてくださいね♪

首コリ編

肩こり編

下半身編

むくみ解消編①

むくみ解消編②

※予告なく中止または内容が変更となる場合がございます

〈著者略歴〉

松尾伊津香（まつお・いつか）

疲労回復専用ジムＺＥＲＯ　ＧＹＭプログラムディレクター。一般社団法人ライフメディテーション協会代表理事。大学で心理学・精神医学を学び、その知見を深めるために渡米。帰国後、ヨガスタジオでの勤務のかたわら、食欲は抑制するものではなく鎮静するものという「食事瞑想」を確立し、自らのダイエットで実証。2016年、ベストボディ・ジャパンミス・モデルジャパン“ガールズ部門”第３位を受賞する。現在は、疲労回復専用ジムＺＥＲＯ　ＧＹＭで、心身のコンディショニングの指導をしながら、自身の立ち上げた一般社団法人ライフメディテーション協会で食事瞑想の講座を展開している。2019年にはNHK WORLD JAPAN「Medical Frontiers」に出演し、世界160の国と地域にヨガと食事瞑想を伝える。
主な著書に『「食欲ブレーキ」ダイエット』（三笠書房）、『超疲労回復』『一生太らない魔法の食欲鎮静術』（いずれもクロスメディア・パブリッシング）などがある。

〈監修〉

疲労回復専用ジムＺＥＲＯ ＧＹＭ

日本初ビジネスパーソンのための疲労回復専用ジム。「全ての疲れがゼロの状態」を目指し、ストレッチ×マインドフルネスのオリジナルメソッドで、脳疲労と身体疲労にアプローチする。ボディメンテナンスとパフォーマンスアップが同時に叶うと、テレビ、新聞、雑誌ほか各種メディアで話題に。「疲労回復ジム」は日経トレンディ2018年ヒット予測第三位に選ばれる。2019年には新宿店とサンパウロ店をオープン。

https://zerogym.jp/

寝つけない人でもぐっすり眠れる！

寝る前１分の入眠ストレッチ

2020年12月24日　第１版第１刷発行
2021年９月９日　第１版第２刷発行

著　者　松尾伊津香
発行者　櫛原吉男
発行所　株式会社PHP研究所
京都本部　〒601-8411　京都市南区西九条北ノ内町11
〔内容のお問い合わせは〕教育出版部 ☎075-681-8732
〔購入のお問い合わせは〕普及グループ ☎075-681-8554
印刷所　凸版印刷株式会社

ISBN978-4-569-84882-2